中华传统医学养生丛书

足部按摩祛百病

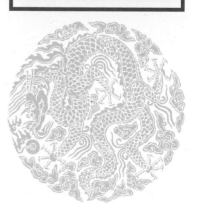

上海科学技术文献出版社

Shanghai Scientific and Technological Literature Press

>>前 言

　　足部按摩保健疗法是我国传统医学中的宝贵遗产。《黄帝内经》中详细介绍了经络和腧穴及脚上的许多穴位中的诸多敏感反应点与人体内脏器官的关系,指出了刺激足部的这些反应点可起到治病强身的作用。

　　脚掌是人体重要的负重和运动器官,它处于人体最低层,承担着艰巨的工作。因为它有着丰富的血管神经与人脑的指挥中心和各个内脏器官相连接,又处在人体最远离心脏的部位,很容易出现血液循环障碍,加上地心引力的影响,身体各个部分所带来的有害物质同时全在这里沉积下来,日久天长可能会发生病变。

　　因此,在人的足部,可以找到与身体各部分器官相对应的敏感位置。当人体发生疾患时,这些敏感位置上就会出现压痛、酸楚、肿胀、硬结、变形等异常现象。往往当脚上出现这种状况时并不容易被人所觉察和感知。

　　足部按摩健康疗法现今已发展成为一种十分流行的诊断、治疗和自我保健的方法,这种方法在海内外被迅速推广,成为人们防病健身的一种重要方式和手段。

　　本书涵盖足部按摩之大全,详细地介绍了对人体有益的各种按摩方式、手法,内容丰富、详实,有很高的参考价值,是家庭中较为理想的实用医书。

编者
2016 年 8 月

目 录
contents

上篇 双脚显示身体的健康状况

下篇　各种疾病的足部健康疗法

足部按摩祛百病

上篇 双脚显示身体的健康状况

俗话说"树老根先枯，人老脚先衰"，双脚不仅承受着全身的重量，是人体站立与行走的器官，同时更是人体健康状况的晴雨表，随时反映着人体的健康与疾病，所以，关注双脚，就是关注健康。

第一章 足部是健康的晴雨表

一、足底按摩，诊病治病，功效非凡

我们的双足和内脏及其他器官有着极为密切的关联。脚是全身上下内外器官组织的缩影，无论五脏六腑、四肢百骸，人体所有器官组织系统，在脚上都可以找到相应的点，即所谓足穴。我们可以通过对足穴的周密细致的观察，来了解内在脏腑的病理变化。同样，我们亦可以通过经常或定时按摩刺激足穴，有效地调整人体的新陈代谢，促进内分泌平衡，从而起到防病健身的作用。正如元代名医朱丹溪所说："欲知其内者，当观乎外；诊于外者，斯以知其内。盖有诸内者必形诸于外。"

在我国民间，流传着许多观脚诊病和按摩足底治疗疾病的民间疗法。中医理论中提到，人有"四根"，就是耳根、鼻根、乳根、脚根，其中脚根是四根的根本，"树枯根先竭，人老脚先衰""寒从脚下起"等，这些论述都说明了脚对于人体的重要作用。近几年，研究者证实，只要刺激足部的反射点，通过反射神经的传导，可使血液循环活化，同时，在施加刺激的 2～3 分钟内，红细胞的数量会增加很多。对于患有心律不齐的人，只要在特定的反射点（即足穴）施加压力，心脏即可恢复正常功能，心电图也会清楚地显现出其治疗结果。

那么，刺激足穴为什么能够治病强身呢？

首先，刺激足穴能促进血液循环，不仅仅促进了局部的循环，而且促进了全身循环，增强了人体的新陈代谢和免疫力。通过刺激足穴，也可排除堵塞物，使血液循环畅通，同时可以缓解肌肉的紧张收缩状态，使肌肉放松。其次，通过刺激足穴可产生强烈的神经冲动，阻断了其他病理冲动传入神经中枢，将病理的恶性循环变为良性循环。同时，刺激足穴，通过神经反射活动，启动机体内部的调节机制，活化各器官组织的机能，释放各种治疗因子，从而起到治病防病的作用。

我国劳动人民在长期的生活实践中认识到刺激足穴能起到增强血脉运行，调理脏腑，疏通经络，促进新陈代谢的作用，从而达到强身健体，祛病除疾的目的。北宋文豪苏东坡，年过六旬，仍耳聪目明，精力充沛，其健身秘诀之一就是每天坚持搓脚心。

另外，勤洗脚也有类似的功能。冬天时，用热水洗脚，能促进局部血液循环，防止冻疮的发生。长途行走或剧烈运动后，用热水洗脚，除能疏通经络外，还能减少局部乳酸的聚集，有助于减轻疼痛，消除疲劳。夏天洗脚后，可顿觉清心爽脾，身轻气爽，益气解暑。临睡前洗脚，对中枢神经系统产生一种舒适的温和刺激，促进大脑皮质进入抑制状态，觉睡得更香甜。所以，苏东坡诗云："主人劝我洗足眠，倒床不复闻钟鼓。"

随着信息时代的到来，人们的生活节奏也明显加快，随之而来的是焦虑、孤僻、冷漠，以及头晕、头痛、厌食、失眠等现代都市病。应用足穴按摩，也能收到意想不到的效果。这是因为：

（1）足穴按摩给患者提供了一个休息放松的时机。不论是由别人来

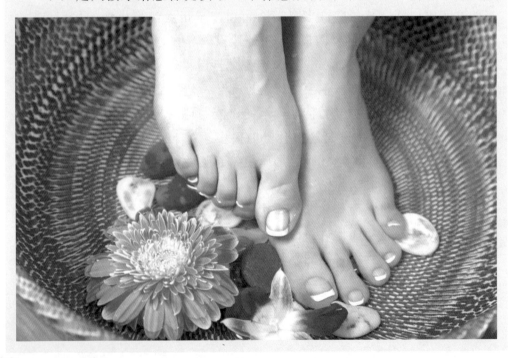

按摩或者自我按摩，至少在几十分钟的按摩过程中，患者必须安静地坐下来，把各种负担放到一边，全身心地感受着足部按摩所引起的反应，这样可使紧张的心情平静、放松，节奏放慢，使机体在生理上和心理上都得到一个休整的机会。这与练太极拳、打坐、静养等有异曲同工之妙。足部按摩后，一般能有一个良好的睡眠，这更有助于放松身心，焕发精神。

（2）足穴按摩能增强患者同疾病斗争的信心，因为足穴按摩往往能有比较明显的疗效。即使不是立竿见影，也经常可以觉察到某种进步，如足穴的压痛敏感度降低，某些病理症状减轻等，能使患者（特别是长期重病的患者）增强信心，燃起希望，增加乐观情绪，消除焦虑不安、悲观失望等病理心态。

（3）足穴按摩能给患者很大的温暖和欣慰，使其精神愉快，心情舒畅，减轻所受的痛苦。患病的人最希望得到别人的关怀和同情，如果在受病痛煎熬时，没有人来关心帮助，患者会感到自己处于一种孤立无援的境地，会产生被遗弃的绝望之感。而足部按摩是一种直接的爱抚，很有力度的关怀，当施术者将患者的双脚放在自己的腿上，尽力尽心地按摩几十分钟，会引起患者一种很亲切的感情，使其确确实实感受到有人在关心他（她）。如果施术者是患者的亲人或朋友，这种感情就会更为强烈，这种愉快的心态会成为良性的心理治病因子。

另外，足穴刺激法简单易学，不需要复杂的操作，不需要任何医疗设备，无副作用，适合患者在家庭中操作，既经济实惠，又疗效显著可靠，免除了上医院打针吃药之苦。家庭内部，人人可做医生，互相治疗，祛病强身，其乐陶陶，更增添了家庭的温馨和亲情，一举多得，何乐不为？

 二、足穴可预报全身疾病

应用足穴检查法来诊断疾病历来为世界上众多国家和地区的人民所重视，其重要原因之一就是应用足穴检查法可以提前发现疾病。国外有人认为：当病变程度达 10％时，用按摩脚部的方法便可发现一些蛛丝马迹；

而人体产生自觉症状，能够被医疗仪器检测出来时，病势已达70%。因此，这种方法能使我们提前发现疾病的病理征候，发现某些脏腑器官的不正常情况，从而可以及时采取措施及早进行预防和治疗。对于像心肌梗死、中风、癌症这样的致命疾病，早期发现、早期诊断、早期治疗，可以大大提高患者的生存率，尤其像癌症患者，早期发现的意义就更为重要。所以，多关心、多留意我们的双脚吧，它对全身疾病进行早期预报，足部某一点的形态或色泽的异常，以及触压痛觉的改变，往往揭示着与之相对应的脏腑组织的异常，临症不可不慎。

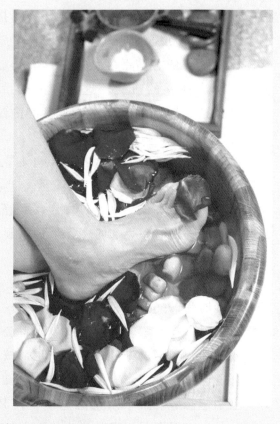

应该注意的是：无论是足部视诊还是触诊，都要注意正常足与异常足的对比鉴别。用触诊寻找压痛点，有时更为重要，而且要把发现的异常情况同身体的整体性疾病或器官的状态相联系，使足穴反应的内容更具体化、特异化。

运用足穴检查法来检查诊断疾病，除了前述的可以早期发现病症外，还有简单易行（不需要仪器设备，随时可做）、迅速准确（在几分钟内即可得出结果）等优点，尤其适合于家庭成员之间进行。

但我们也应该指出：这种检查法很难做到百分之百的准确，即使是有经验的足部按摩师，也难免出现错诊漏诊等情况，而且这种检查，只能提示某一脏器存在问题，还不能确切知道是什么病，对病变程度也不能给出定量的分析结果。因此，当我们在检查足部反射区发现异常时，最好是建议患者到医院进一步检查确诊。

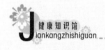

健康，始于足下

俗话说："人之有脚犹如树之有根""人老脚先衰"，一个真正懂得呵护生命的人，必定一丝不苟地呵护自己的双脚。

1. 足浴＋足疗：效果会更好

足浴和足疗通常配套进行。足浴就是用中草药配制的药液浸泡足部。药液由二十多种中草药配制浸泡而成，其目的是使其中的药物、热水的热力共同作用于足部，达到活动筋络、祛病强身的效果。而足疗是运用中医原理，通过按摩足部的相关穴位而达到理疗的作用。双脚共有 64 个反射区，对不同反射区实施不同的手法和力度，可以预先发现某些疾病，并能起到一定的理疗和保健作用。

2. 初次做足疗有点疼

初次做足疗的人会感到很疼，做的次数多了疼痛感会逐渐减轻，因为足疗不是一般的抚摸，只有对相应反射区用力按摩才能达到效果。

因而足疗专家建议，12 岁以下的儿童不宜做足部护理，妊娠期妇女严禁做足部护理；有足部皮肤感染的、骨折以及有严重足部外伤的，不宜做足疗。

3. 专家教你足部知识

正常的趾甲光滑、半透明、亮泽、略呈弧形，是健康的象征；趾甲变得不平，薄软，有纵沟，甚至剥落，说明人体营养不良；趾甲嵌入肉中或呈钩状，往往表示有多发性神经炎、神经衰弱或脉管炎等；趾甲凹凸不平时，应检查一下肝肾有无慢性疾患；趾甲麻木为心血管疾病的表现。足趾红润饱满，有弹性，是健康的体现。若大脚趾经常肿胀，应该认真查一查，以排除糖尿病；右足第二与第三趾间的鸡眼则表明右眼视力障碍；第四趾侧苍白水肿者可能有高血压和动脉硬化；第二、三趾的足底侧水肿往往伴有眼底病。足背的足趾根部出现小白脂肪块为高血压的象征；足背部趾关节部水肿常表示盆腔炎或胸膜炎；足踝部水肿为心、肾疾病的表现。

三、望脚趾诊疾技法

 足趾甲

（1）正常趾甲应透明有光泽，是健康的象征。

（2）趾甲有纵沟、不平、薄软、剥脱为人体营养不良的表现。

（3）趾甲干枯色败为足三阴经气败落之征兆。

（4）趾甲透裂、直贯甲顶为中风先兆。

（5）畸形趾甲，如嵌甲为神经系统症状及失眠。

（6）趾甲下有一条或数条纵行黑线为内分泌失调、痛经、月经紊乱。

（7）趾甲凹凸不平提示有慢性肝肾疾病。

（8）趾甲青紫说明人体循环系统有障碍。

（9）趾甲苍白无血色可见于贫血及再生障碍性贫血患者。

（10）趾甲有白斑或红白相间斑点者为小儿有虫积。

（11）趾甲下有瘀斑说明有出血性隐患。

（12）趾甲麻木无感觉为心血管疾病的表现。

（13）趾甲动摇松脱为肝病血虚。

（14）趾甲变形说明脏腑功能失调。

（15）趾甲紧扣嵌入肉里者为肝气郁滞。

（16）趾甲残脱为静脉炎表现。

 足趾

（1）大足趾饱满红润、趾甲正常表示人体功能正常。

（2）大足趾偏斜为脏腑失调的表现。

（3）大足趾暗红或紫色为气血瘀滞。

（4）大足趾肿胀为糖尿病。

（5）大足趾内侧的鼻反射区部位隆起为鼻炎。

（6）大足趾外侧的三叉神经反射区被二趾挤压严重为颞部疼痛。

（7）右足第五趾的跖趾关节部出现鸡眼，为肩部出现损伤。

（8）右足第二、三趾间的鸡眼说明右眼有视力障碍。

（9）足第四趾侧苍白水肿者为高血压动脉硬化的表现。

（10）大足趾底苍白为脑垂体病变的表现。

（11）第二、三趾的足底浮肿者为眼部病变的表现。

（12）足趾尖端圆形部分出现青紫点为脑血管意外引起的失眠。

 ## 四、望脚底板能看出什么

（1）足底塌陷者称为扁平足，可由于骨骼、韧带、肌肉受损及先天性发育不良所引起。

（2）右扁平足者多有肝脏和胆囊疾病。

（3）左扁平足者多有心脏疾病。

（4）扁平足兼有皮肤苍白者常伴有脊椎病。

（5）拇趾外翻者常有颈椎和甲状腺病变。

（6）足底内侧缘的骨突畸形多有脊椎畸形。

（7）足底拇趾端出现瘦弱者为耳部病变表现。

（8）足底拇趾外侧出现突起应为五官科炎症。

（9）足底拇趾关节趾骨突起为颈椎病变。

（10）左右拇趾底端并列起来一高一低应考虑头部肿瘤病症。

 ## 五、望脚背能看出什么

（1）足背的足趾根部有小白脂肪块为高血压病的表现。

（2）足背部趾关节部分出现水肿暗示有盆腔炎及胸膜炎。

（3）足踝部水肿为肾炎表现。

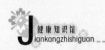
健康知识馆
Jiankangzhishiguan

足部按摩祛百病

女人——冬天用足疗呵护你的身体

进入初冬，越来越冷的天气似乎把人也冻住了，畏寒的上班族女人们蔫头耷脑，浑身都不舒服。正所谓"人之有脚，犹似树之有根，树枯根先竭，人老脚先衰"，冬季正是用足疗来给身体加分的好时节，通过足疗，身体寒凉、胃口不开、睡眠不好、消化不好等毛病都会得到有效的治疗，最快的两三次就可治愈。

一直以来，进足浴房享受足疗按摩似乎只是男人们的特权，女人鲜有问津者。而实际上从男人和女人的生理机能来看，女性比男性更加需要足疗。

比如寒凉，冬天身体冷靠电热毯过冬的女人不在少数，这是最轻微的寒凉，而最严重的则会导致子宫寒凉，从而引起不孕。足疗师在给这类人做足疗的时候，会根据对方脚是否苍白无血色、脚趾是否冰凉来判断。而如果是消化不好的人，足疗师会根据导致消化不好的原因，实际作用于脚部的肝反射区或者是肺和支气管反射区。而如果是因为疲劳过度，症状严重的女性，还可能导致更年期大大提前，所以碰到这样情形，足疗师会根据经验，着力在心脏、脾脏、肾脏、安眠等反射区按压。

现在，为广大女性朋友介绍几例常见病理疗的小方法：

1. 寒凉

平时应加强运动，跑步半小时或者散步40分钟，到身体微微发热。或者搓脚心 300～500 下，也是非常有效果的。

2. 消化不良

临睡前可多揉腹部，顺逆着肚脐揉，力量要稍微大点，30～50 下。

3. 湿气重

可以在煲汤或者食物中加入点去湿的食材，比如女贞子、枸杞子、海马、龟板，不过需要较长时间的调理。

（4）足背向外翻多见于外翻扭伤。

（5）足背向内翻多见于内翻扭伤（外侧韧带损伤）。

（6）足背部出现出血点、斑点多见于造血系统疾病。

（7）足背部出现隆起多见于泌尿系统结石。

（8）足背部出现凹陷多见于肝硬化、肝癌。

（9）足背部出现隆起肿大的结节多见于各种肿瘤病症。

（10）内踝内侧出现紫斑点多见于痛经及子宫疾病。

（11）内踝内侧出现苍白者多见于小腹疝气。

六、望足部经络能看出什么

经络诊法是根据人体经络的循环路线及其穴位的表现来诊测疾病的方法。人体在患有疾病时，气血运行会发生障碍，必然反映到全身各个经络，会出现循环经络传导的许多症状。例如出现沿经络路线上的功能障碍，局部疼痛、不适，相应的部位及穴位出现压痛，沿经络循环的路线出现放射痛，皮肤出现色彩变化，例如变红、变黑等，有时感觉异常、麻木，甚至出现沿经络行走的斑疹、水泡等变化，这些都是经络诊法的有利条件。经络诊法一旦与电针或经络治疗仪同时使用，其变化及感觉就更加明显。在望诊时应首先注意双足是否有小的硬块、小丘疹、扁平足、拇趾外翻、趾和趾甲变形、皮肤颜色改变等。如果出现以上变化，就意味着足穴有异常，也就是说身体的某一组织器官出现异常。

（1）拇趾翘起，提示肝胆有病变。

（2）拇趾浮肿，说明有患高血压、糖尿病的倾向。

（3）扁平足，对头、颈、肩、肩胛骨、锁骨以及循环系统有影响。

（4）右扁平足，易患肝胆疾患。

（5）左扁平足，易患心脏病。

（6）拇趾外翻，提示颈椎和甲状腺有病变。

（7）拇趾和其他足趾变形，则头部与牙齿易发生病变。

（8）脚趾甲变形，组织异常，说明头部有异常。

（9）内、外踝骨的损伤或充血，与骨盆腔和髋关节的病变有关。

（10）踝部周围的水肿，一般多由内脏或循环系统疾患而引起。

此外，如足部骨骼构造发生改变，足部皮肤出现病变以及发现有黑色素瘤等，应请专科医生进行诊断治疗。

七、有病没病，摸脚即知

在健康情况下，足部进行触摸不会引起疼痛等异常反应，当人体产生病变的时候，足穴除出现压痛外，还可出现皮下结节、小硬块等病理产物。

压痛在对足部进行触摸时是最重要的异常所见，其次是肿胀、抵抗感及触及到条索状物等。另外，如发现足部皮肤发凉，应考虑到是否有潜在性的其他疾病。还有少数患者的脚，在触诊时，不感觉疼痛，而有异样感觉，这也是病理反应，应注意检查。如长期穿高跟鞋的女性，足跟部骨骼变形，往往伴有盆腔的损害。足掌肌肉过于松软，说明阳气虚衰；过于僵硬，说明气滞血瘀。韧带过于松弛，多见于肾亏损的人；过于僵硬，多见于寒湿阻络的关节病变等。

一般来说，脚掌接收到的病变有8种感觉，即：痛、麻、酸、木、凉、跳、沉、胀。一种或几种感觉甚至可以相兼为病，下面就这8种感觉反映的疾病情况作一叙述：

1. 痛

为实，为神经痛、肌肉神经痛、血管性神经痛；重者痛入骨。

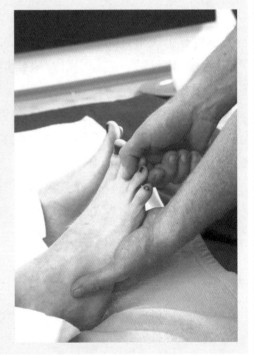

（竖排书脊）足部按摩祛百病

2. 麻

多为血质有病变。轻者血液化验不正常，机体发生病变，皮炎、皮肤病者；重者为白血病、血癌。

3. 麻胀

轻者血质不好引起发烧或红血球增高，肿物发炎，如疖疮等；重者血质不好造成肝腹水或肾上腺素性腹水，低烧或肾病综合征。

4. 麻木

轻者风湿性肌肉炎、脉管炎；重者则有可能造成瘫痪。

5. 麻凉

轻者血沉快，风湿风寒；重者血质风寒并发症，造成毛孔萎缩，导致肌肉萎缩、身凉无汗，并有可能转为脊髓空洞症，导致风湿入骨造成骨质坏死。

6. 麻痛

轻者神经炎、肝瘀生热（无名热）；重者高烧、神经痛、血管神经性头痛和三叉神经痛。

7. 麻跳

轻者血质不好引起痉挛和疼痛；重者癫痫、昏迷、颤抖。

8. 酸

多为外伤疾病。轻伤于肉，重伤于骨。

9. 酸麻

多为外伤引起血质不好，验血时可发现不正常的现象；重者为外伤引起的骨髓炎症。

10．酸凉

轻者为皮肉外伤引起的风湿症；重者血液循环发生障碍，肌肉萎缩，骨质变形。

11．酸痛

轻者为外伤引起麻木、有凉感；重者瘫痪或骨折。

12．酸跳

轻者为外伤引起肌肉痉挛、抽搐；重者为脑病癫痫。

13．木

为虚、为炎症。轻者虚热而生炎症，自主神经功能紊乱；重者交感神经功能失调、盗汗、忽冷忽热。

14．木胀

轻者水肿，有炎症；重者内脏肿大，有炎症。

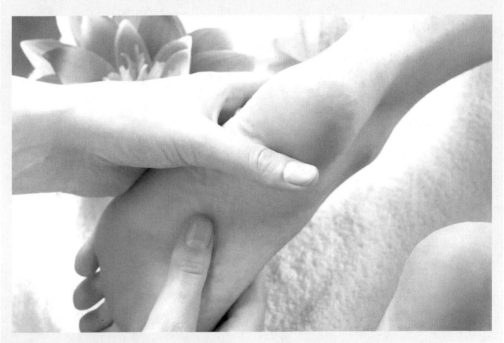

15. 木凉

轻者风湿热；重者风湿热引起瘫痪。

16. 木沉

轻者气郁发烧、血滞发热；重者四肢无力。

17. 木跳

轻者痉挛痛；重者神经炎、哮喘、肝区痉挛痛、肋间神经痛。

18. 凉

为风寒。轻者风寒入肉；重者寒入骨。

19. 凉痛

轻者风寒引起肌肉神经痛，重者风寒入骨引起骨神经痛。

20. 凉沉

轻者血滞，气滞；重者肿块、肿瘤引起恶变，转成癌。

21. 凉跳

轻者中风引起痉挛；重者风寒引起神经痉挛、肌肉萎缩、肌张力增强、中风不语、半身不遂及神经炎、瘫痪。

22. 跳

为痉挛。

23. 痛跳

痉挛痛。重者肌张力增强、行动困难、精神分裂症；轻者头痛、头昏、神经官能症、神经性头痛。

24．沉

为气滞血瘀。

25．痛沉

轻者神经传导组织障碍，造成血瘀；重者剧烈疼痛形成结石、血管硬化。

26．痛沉凉

轻者气血瘀滞、虚闷；重者眩晕、昏迷、死亡。

27．痛麻沉

肌肉痉挛、血管痉挛。

28．胀

为膨胀、肿。轻者为气；重者为水肿、食热。

29．胀凉

轻者为风寒引起水肿；重者引起大小便不能，时冷时热，风湿热。

30．胀痛

邪热内侵、膨胀水肿，造成神经疼痛。

31．胀沉

轻者气血瘀滞，形成膨胀；重者胸闷气短、心衰、食水难进、大便秘结、尿短、色红。

32．胀跳

轻者膨胀引起痉挛痛；重者发烧造成脑部痉挛。

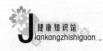

脚底按摩法是保健也是治疗

医师通过按摩脚底反射区给患者进行身体治疗。

脚底按摩服务从传统走向现代，中医诊所、脚底按摩院、现代 SPA、保健产品公司等，都给顾客（患者）提供这方面的服务，可见脚底按摩的盛行。

《黄帝内经》的《足心篇》中简述脚底按摩原理：人体器官脏腑各部位在脚底都有反射区，用按摩刺激反射区，通过血液循环、神经传导，能调节机能平衡，恢复器官功能，收到祛病健身之效。

中医理论记载，人有"四根"——耳根、鼻根、乳根和脚根，其中以脚根为四根之本。树枯根先竭，人老脚先衰，可见脚对人体的重要性。

1. 通过反射区做治疗

脚底按摩是一种保健方式，也有医师通过按摩脚底反射区给患者进行身体治疗。

脚踏地面，地心引力使血液无法回流，通过脚底按摩，刺激血液循环，让血液回流上来，可强身健体。脚底和脚趾有千万神经和血管，即使不是按摩反射区，只是稍微按摩脚底，也是具有保健效用的。

在治疗法上，脚底按摩以刺激脚底与腿侧的点、线、带和区，不只是纯粹按摩脚底反射区，最终目的是达到舒经活络，松弛神经。

按摩时，有人感觉疼痛，问题是出在按摩师或是患者身上？

通常，按摩时得让患者感到舒服，如果患者感觉疼痛，把双脚缩回来，就表示按摩的力道过大。

2. 正规按摩不会感到疼痛

按摩师给心脏病患者做脚底按摩时得注意，不要让患者感到疼痛，力道必须点到为止，让患者舒服。患者喊痛，心脏负荷过大，血压不正常，可能会起到反作用。

糖尿病患者的两脚常因病情加剧而得锯掉，关键就在于足部末梢神经出现问题。患上糖尿病的患者，应经常接受脚底按摩，让血液通达末梢神经。

肾脏患者也应多做脚底按摩。如果患者的肌肉已坏死或出现溃烂现象，

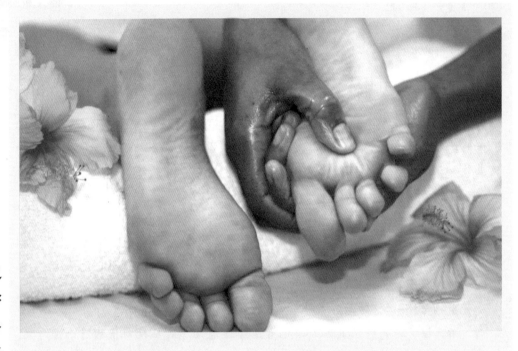

就不适合进行脚底按摩。

脚底按摩对慢性患者的助益最大，例如经常失眠、体质虚弱者等，进行脚底按摩后，疗效显著。

3. 不需要每天按摩

脚底按摩既然那么好，可以每天进行按摩吗？其实，患者（顾客）没有必要每天去做脚底按摩，这反而会损伤肌肉。按摩一次后，肌肉得到松弛，血液得以循环，隔天还是有这方面的效用，可以隔两天再来做。

市面上销售的脚底按摩器种类繁多，功能是为足部的穴位提供刺激，作用包括促进血液循环、舒缓关节不适、手部僵硬，促进新陈代谢。这些保健商品基本上都具有辅助作用，能达到松弛肌肉，使血液系统循环良好的疗效。不过使用者必须根据体质进行脚底按摩，时间也不应太长。

每次按摩的时间应掌握在30～40分钟内。每只脚的基本足穴，即肾脏、输尿管、膀胱及肾上腺等按摩约5分钟；主要足穴按摩应在5～10分钟之内；相关足穴治疗需3～5分钟。对重病患者，可减为10～20分钟，重症急症患者，每天按摩1次，慢性病或康复期可隔日按摩1次或每周2次，7～10次为1个疗程。

第二章 足部保健常识

 一、足部探秘

 足为健康之本

▶ ▶ ▶

双足在人类的产生和发展过程中起到了关键性的作用。古猿双足站立行走，是从猿到人转变过程中具有决定意义的一步，促进了大脑的发育，使人类摆脱了原始的境地，成为万物之灵。

俗话说："树枯根先竭，人老足先衰。"若把人体比喻为一棵树的话，那么足就是其根部，根部枯竭则枝折叶落。所以说足与人体健康有着非常密切的关系。

人类的双足由 52 块骨骼、66 个关节、40 条肌肉和两百多条韧带组成，是人体重要的运动和负重器官，承受着身体的全部重量，是人体重要的组成部分，更是人体健康的基石。

足部密布着丰富的毛细血管、淋巴管和神经末梢，有 66 个穴位、70 多个反射区和七十多个与脏器相关联的敏感点，与人体五脏六腑和大脑组织密切相关。人体所有脏腑功能的变化，都能从足部反映出来。

双足处于人体的最低位置，远离心脏，并受地心引力影响，血液供应少，血流缓慢，且表层脂肪薄，保暖功能差，极易受邪气的侵袭，从而导致疾病。若能经常活动或按摩双足，促进足部的血液循环，不但有利于足部保健，还有利于血液回流，增加回心血量，所以足有人体"第二心脏"的说法。

人类虽然无法摆脱死亡的自然规律，但是，如果平时保养得当，便可延缓衰老。因此，应该顺应自然规律，保持身体内外环境的平衡，爱护自己的双足，力求健康长寿。

 观足知健康 ▶▶▶

1. 足型与健康

不同的足型可以显示出不同的身体健康状况。

（1）正常足型

足背曲线柔和、丰满，脚指圆润整齐柔软有弹性；趾甲光亮透明，甲色红润；足弓正常，弧度匀美；足掌前部、外沿、跟部掌垫规整，没有异常增厚或软薄；足趾间没有足癣，掌背光滑。正常足型是精力充沛的象征（如图2—1）。

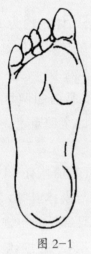

图 2-1

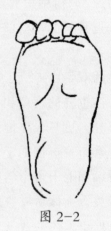

图 2-2

（2）实型足

实型足，五趾向中间靠拢，拇趾外倾弧度适当，且紧并第二趾。足趾甲、足弓、掌垫等正常，亦无足癣和足部实质形状变化。表明机体抗病能力强，多见于轻体力劳动者。如果足部柔软、韧性好，多预示健康长寿（如图2－2）。

（3）鼓型足

鼓型足，足大趾短窄，二趾突出，各趾明显向心歪斜，足中部鼓宽，足呈钝梭形，趾甲不透明，甲下色不均匀。常见于慢性肾病，泌尿生殖系统病变和神经系统病变（如图2－3）。

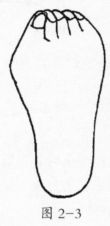

图 2－3

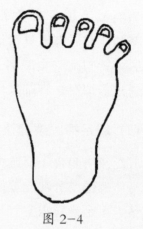

图 2－4

（4）散型足

散型足，五趾向外散开不能并合，足部整体显瘦小，足趾甲泛白，透明度降低，足弹性不强，掌弓下陷，掌垫扩大。多预示机体抵抗能力差，易患病（如图2－4）。

（5）枯型足

枯型足，足部皮肤干燥，骨形突出，趾甲无华，甚至趾甲产生褶皱或重甲。多提示营养吸收不好，常见于脑力劳动，损伤肾精者（如图2－5）。

（6）翘型足

翘型足，大趾上翘，其余四趾向下扣，足

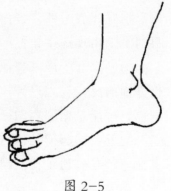

图 2－5

背可见青色血管浮露，趾甲厚而无华，足大趾下掌垫加厚。多见于脑力劳动者和性生活无度者，常伴有头晕、腰痛、视疲劳、记忆力减退等（如图 2—6）。

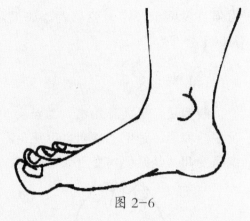

图 2—6

2. 观足趾的学问

人们似乎很少去关心自己的脚趾，其功能和肌肉也日渐退化。如果仔细去分析脚趾与全身各器官的关系，就会发现它们各自具有独特的功能。通过仔细观察脚趾，可以了解身体相应部位的功能状况。

(1) 观足拇趾察健康

肝经经络起自于拇趾内侧的趾甲外。肝经负担太重时，拇趾会出现弯曲；身体疲倦或肝功能差时，拇趾会显得柔软发胀。而拇趾柔软肥胖，一般属精力不足或胃内空气堆积所致。

另外，第四趾处有胆经经络，和肝经有着密切关系。观察拇趾的同时也必须观察第四趾。所以，若平时经常观察指拇趾，便可避免延误疾病的医治。

拇趾外侧的趾甲处，为脾经所属，控制着机体的营养吸收，也是控制机体气血流通的要害。若此经络不通畅，便会出现脚冰凉、月经不调等现象。

拇趾代表头部，其内侧为头的中央，外侧有几处则形成头的侧面。如果拇趾上出现痣或相似的斑点，则通常是脑部发生异常前兆的表现。

拇趾底部干燥破裂，标志着体内长年毒物蓄积，肝脏负担过重，并且性方面的反应较为迟钝；拇趾变得极端肥硬（紧张状态）时，尤其是拇趾根部，可能是糖尿病的征兆。

另外，左脚拇趾比右脚拇趾粗，多有偏食、糖尿病、月经过多、肿泡等疾患；若右拇趾比左拇趾粗，多为头脑、体力很强的人。

（2）从第二趾了解健康

由于第二趾与胃有着密切的关系，如若勉强穿着不合脚的鞋，就会压迫第二脚趾，便会从而影响到胃，出现食欲不振、腹痛、便秘、身体疲倦、喉干等多种症状。

若第二趾趾端柔软肿胀、多皱纹，呈萎缩、弯曲状，则大都是与胃有关联的某些疾患所表现出来的征兆。若第二趾往下跃出，则大多是食欲不振；往上跃出时，则表示食欲过盛。

有学者认为第二趾有中和毒物的作用。食物中毒时，将第二趾的趾根稍下附近仔细揉搓，就非常有效。另外，如果此趾和拇趾并列坚硬时，要注意是否有患癌症等疾病的可能性。

（3）第三趾连通心脏

有学者认为第三趾和心脏有关，因为与心脏密切相关的心包经就通过此趾。所以揉搓第三趾，便可促进血液循环，也有助于心脏病的治疗。

（4）从第四趾察健康

第四趾有胆经经过，是支配胆囊的地方，并与拇趾处的肝经有着密切联系。胆囊有杀菌和帮助消化食物的功能，如果胆囊的功能恶化，则食物不能充分消化，就会导致胃内积气。

若第四趾无力，呈柔软肿胀状，则可见胆经异常。若第四趾处变弱，人就会疲软慵懒、急躁不安，易导致腹泻、便秘、痔疮等疾病，或是和胆汁有关的胆结石、胆囊炎等。

另外，若第四趾趾端出现瘀血或类似痣的东西，可视作脑内部产生障碍的征兆。若养成揉搓拇趾和第四趾的习惯，可有效防止脚部肌肉痉挛，并可增强相应器官的功能。

（5）小趾与健康的关系

小趾和肾脏、膀胱有关，中医学认为这些器官在五行中属水，与全身的水液代谢关系密切。

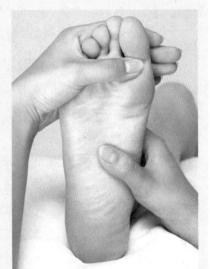

如果膀胱经功能减弱，水液流动停滞，便会引起肩周炎、眼睛疲劳、耳鸣、重听、头痛、中耳炎、眩晕、低血压、痔疮、膀胱炎、脑部疾病、子宫异常等症状。所以，平时应经常按摩小趾，促进体内的水液畅通。

小趾虚弱时，容易引起自律神经异常，导致昏眩、站起时头晕、耳鸣和重听等；到中年以后，小趾坚硬或弯曲变形时，慎防白内障、青光眼、眼睛疲劳、癌症、脑软化症等疾病。

小趾结实的人性欲较强。若小趾和拇趾都胀满，必须注意是否是性欲亢进和糖尿病；小趾虚弱者，则性欲较弱，性情较阴沉；若小趾弯曲歪斜时，则是子宫出现了异常。

3. 足部感知察健康

身体某部位不适时，会影响至脚底反射区。也就是说，按压脚底，可以探察身体不适之处。例如，胃不好的人若按压胃的反射区，就会有强烈的疼痛感。

脚跟处感到疼痛时，多半是身体疲劳、能源长期性不足，或肝脏衰弱所致；脚跟附近为生殖器反射区，若脚跟疼痛应考虑是否有生殖器方面的疾患。

由于痛的感觉因人而异，不能一概而论。但是，若反射区痛得较剧烈，其身体相对应部位的毛病就越大。相反地，痛的程度越弱，则病况越轻，或是旧疾未痊愈者。但是，因鞋不适而引起的急性脚痛，脚变形时，则应另当别论。

 足部骨骼

1. 足部骨骼组成

人体足部骨骼包括跗骨、跖骨和趾骨三部分，每只足共有 26 块骨。

（1）跗骨

跗骨较粗大，位于足的后半部，分为前、中、后三列，共有七块。前列由内向外依次为第一楔骨、第二楔骨、第三楔骨和骰骨；中列有足舟骨；后列有距骨和跟骨。

距骨分体、颈、头三部分，与舟骨的关节面相接；跟骨为最大的跗骨，上面有3个关节面，分别与距骨、舟状骨构成大关节；足舟骨介于距骨头与3个楔骨之间，位于足内侧纵弓的中央部分，其内缘有一向下垂的舟骨粗隆，为足部明显标志；骰骨为不规则的立方体，嵌在跟骨与第四、五跖骨之间。

（2）跖骨

跖骨位于跗骨之前、趾骨之后，共五块，由内向外依次为第一至五跖骨，构成足掌跖部的前半部。每块跖骨分为头、体、底三部分。第五跖骨底外侧部突向后，称为第五跖骨粗隆。

（3）趾骨

趾骨共有14块。拇趾有两节趾骨，即近节趾骨与末节趾骨；其余各趾有三节趾骨，即近节、中节和末节趾骨。每节趾骨分为滑车（小头）、体、底三部分。

2．足部关节

足部各骨之间连结成的关节达33个之多。胫骨下端、内踝、外踝与距骨共同构成踝关节（距上关节）；距跟关节和距舟关节组合成距下关节；距上关节和距下关节形成足关节。

跖骨与近节趾骨之间构成跖趾关节，第一跖骨与拇趾近节趾骨近端构成第一跖趾关节。趾骨之间构成趾间关节，第二至五趾的近节趾骨与中节趾骨间构成近侧趾间关节（或第一趾间关节），中节趾骨与末节趾骨间构成远侧趾间关节（或第二趾间关节）（如图2—7，2—8）所示。

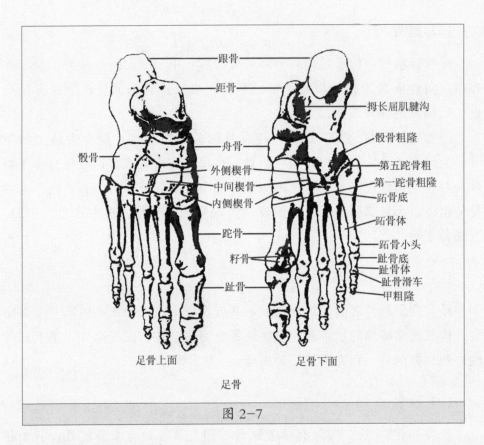

足骨上面　　　　　　　　足骨下面

足骨

图 2-7

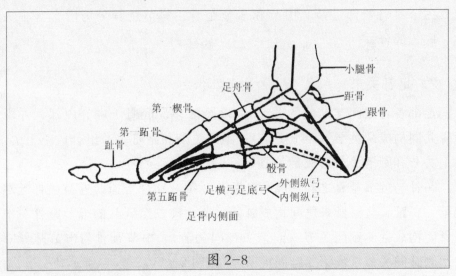

足骨内侧面

图 2-8

足部经脉

　　足三阴经起于足，足三阳经止于足。因此，足部是足三阴、足三阳经脉循行、分布之处，是足三阴、足三阳经脉的根部与本部的所在地。

　　图2—9足部6条经脉与全身其他各经络也有着千丝万缕的联系，正如《素问·厥论》所说："阳气起于足五趾之表，阴气起于足五趾之里。"说明足部与周身阴阳经络有着密切的联系。因此，按摩足部相应的穴位可以治疗远端部位（头面、脏腑、躯干等）的疾病，或对全身的某些功能状态起到调整作用。

　　足部6条经络的循行、分布如下：

1. 足阳明胃经

　　足阳明胃经行走于足背中央，止于足第二趾的外侧端厉兑穴，其支脉进入拇趾和中趾。分布于足部的穴位有：解溪、冲阳、陷谷、内庭、厉兑（如图2—9）。

2. 足太阳膀胱经

　　经过足外侧赤白肉际，止于足小趾外侧的至阴穴。分布于足部的穴位有：昆仑、仆参、申脉、金门、京骨、束骨、足通谷、至阴（如图2—10）。

3. 足少阳胆经

　　行于足背外侧，止于足第四趾外侧端，其支脉斜入拇趾。分布于足部的穴位有：丘墟、足临泣、地五会、侠溪、足窍阴（如图2—11）。

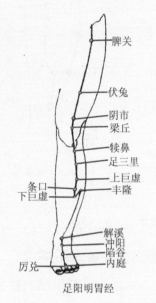

足阳明胃经

图2—9

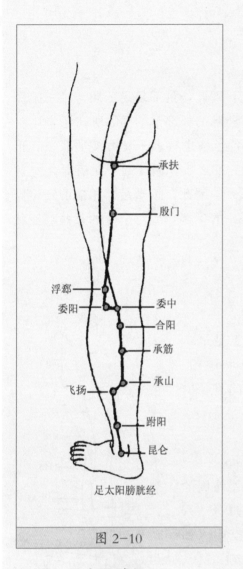

足太阳膀胱经

图 2—10

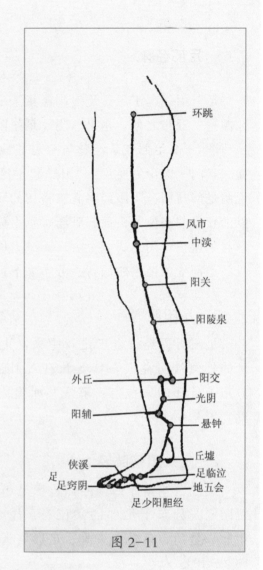

足少阳胆经

图 2—11

4. 足太阴脾经

起于拇趾甲根内侧的隐白穴，沿足内侧赤白肉际上行。分布于足部的穴位有：隐白、大都、太白、公孙、商丘（如图 2—12）。

5. 足厥阴肝经

起于拇趾甲根外侧的大敦穴，沿足背内侧上行。分布于足部的穴位有：大敦、行间、太冲、中封（如图 2—13）。

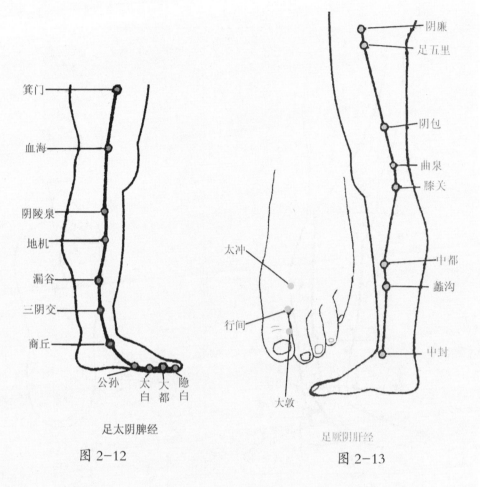

足太阴脾经

图 2-12

足厥阴肝经

图 2-13

6. 足少阴肾经

起于足底内侧的涌泉穴，斜着穿过足底后，沿着足内侧上行。分布于足部的穴位有：涌泉、然谷、太溪、大钟、水泉、照海（如图 2-14）。

 足部重要穴位及功效　　　▶ ▶ ▶

1. 厉兑

定位：位于第二趾末节外侧，距甲根边缘下约 2 毫米处。

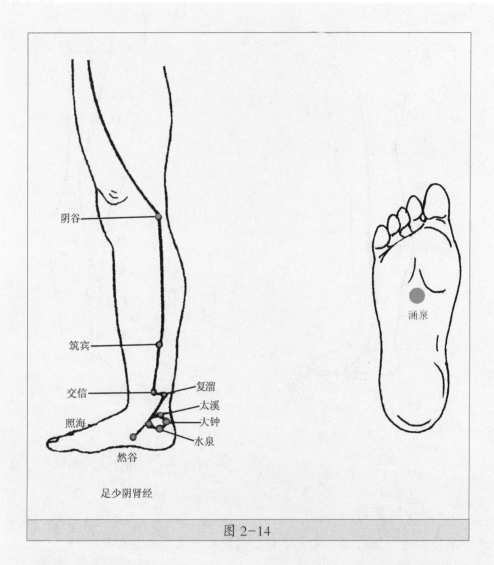

图 2-14

主治：牙痛、咽喉肿痛、热病、多梦、头痛、眼睛疲劳、下痢、便秘等。

2. 第二厉兑

定位：位于第二趾甲根边缘中央下方的 2 毫米处。

主治：呃逆、呕吐、食欲不振等。

3. 第三厉兑

定位：位于第三趾甲根边缘中央下方约2毫米处。

主治：呃逆、恶心呕吐、胃酸过多、胃痛、胸部闷胀等。

4. 至阴

定位：在足小趾末节外侧，距甲根边缘下方约2毫米处。

主治：头痛、目痛、胎位不正、难产、肩酸痛、便秘、下痢、夜尿症等。

5. 内至阴

定位：位于小趾内侧（靠第四趾）甲根边缘下2毫米处。

主治：头痛、怕冷等。

6. 足窍阴

定位：在足第四趾末节外侧，距甲根边缘下约2毫米处。

主治：头痛、失眠、月经不调、牙痛等。

7. 隐白

定位：在拇趾末节内侧，距甲根边缘约2毫米处。

主治：腹胀、便血、尿血、月经过多、多梦、头痛、肩酸痛、便秘等。

8. 大敦

定位：位于大拇指外侧（靠第二趾）甲根边缘约2毫米处。

主治：疝气、遗尿、经闭、崩漏、目眩、腹痛。

9. 第二大敦

定位：位于大拇趾甲根边缘中央下约2毫米处。

主治：目眩、耳鸣等。

10. 龟头穴

定位：位于大拇趾前端中央。

主治：性无能、冷感症等生殖系统疾病（以上10穴见图2-15）。

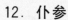

图 2-15

11. 昆仑

定位：在足部外踝后方，外踝顶点与跟腱之间的凹陷中。

主治：脚跟肿痛、头痛、腰痛、高血压、眼疾、怕冷症、下痢等。

12. 仆参

定位：在足外侧部，外踝后下方，昆仑穴直下，跟骨外侧赤白肉际处。

主治：脑溢血、高血压、头痛、神经官能症、腰痛、坐骨神经痛等。

13. 金门

定位：在足外侧，外踝前缘直下，骰骨下缘处。

主治：痔疮、头痛、腰痛、闪腰、脚关节痛、五十肩和下腹痛等（以上3穴见图2-16）。

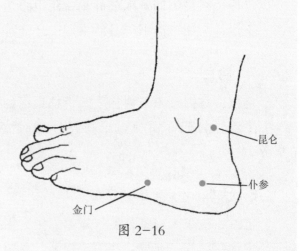

图 2-16

14. 足通谷

定位：位于小趾，小趾弯曲时外侧横纹末端。

主治：头痛、目眩、痔疮、腰痛、膀胱炎、脚背痛、坐骨神经痛。

15. 足临泣

定位：在足背外侧，第四跖趾关节的后方，第四趾、小趾跖骨夹缝中。

主治：月经不调、遗尿、头痛、腰痛、肌肉痉挛、眼疾、胆囊炎、神经官能症等。

16. 行间

定位：在足背侧，第一、二趾间，趾蹼缘后方赤白肉际处。

主治：头痛、目眩、目赤肿痛、肝脏疾病、宿醉、肋间神经痛、月经过多等。

17. 太冲

定位：在足背侧，第一跖骨间隙的后方凹陷处。

主治：头痛、眩晕、肝脏病、牙痛、眼疾、消化系统、呼吸系统、生殖系统等病变（以上4穴见图2—17）。

18. 商丘

定位：在足内踝前下方凹陷中，脚腕横纹末端。

主治：便秘、黄疸、足踝痛、虚弱倦怠、消化不良、胸闷欲吐、腹痛等。

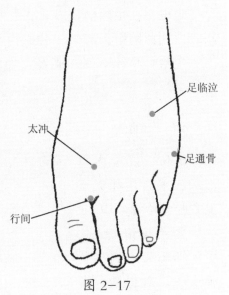

图 2—17

19. 中封

定位：位于商丘前方（靠脚趾方向）2～3毫米处。

主治：肝炎、怕冷症、风湿关节炎、腰痛、便秘、下痢、食欲不振等。

20. 然谷

定位：在足内侧缘，足舟骨粗隆下方，赤白肉际处。

主治：月经不调、带下、遗精、泄泻、小便不利、心悸、不孕症等。

21. 太溪

定位：在足内侧，内踝后方，内踝尖与跟腱之间的凹陷处。

主治：月经不调、遗精、阳痿、气喘、咽喉肿痛、肾脏病、牙痛、支气管炎、关节痛等。

22. 水泉

定位：在足内侧，内踝后下方，太溪直下一横指，即内踝后缘下方与跟骨内侧凹陷中。

主治：月经不调、痛经、经闭、失眠、胃炎、膀胱炎、下痢、肾脏病等。

23. 三阴交

定位：位于内踝上缘三横指，踝尖正上方胫骨边缘陷中。

主治：怕冷症、更年期障碍、妇科各种疾患。对胃酸、食欲不振亦有效（以上6穴见图2—18）。

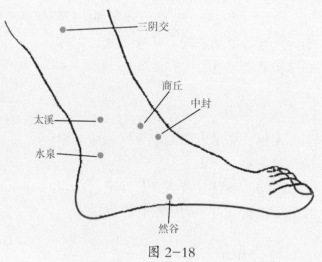

图 2—18

24. 里内庭

定位：位于第二趾根部，脚趾弯曲时趾尖碰到处。

主治：食物中毒、荨麻疹等。

25．涌泉

定位：位于脚掌前1/4线中央，"人"字形纹顶点下约1毫米处。

主治：头痛、头昏、高血压、糖尿病、过敏性鼻炎、更年期障碍、怕冷症、肾脏病等。

26．泉生足

定位：位于足底第二趾第一关节和第二关节中央。

主治：心脏病、心悸、呼吸困难、头痛、呕吐、宿醉不适等。

27．第二泉生足

定位：位于足底第三趾第一关节和第二关节中央。

主治：对各种心脏疾病有良效。

28．心包区

定位：位于脚掌前缘的中央部位，即脚掌中分线的中央。

主治：低血压、自律神经失调、焦虑症、更年期障碍等。

29．足心

定位：位于足弓中心部位，直径约3毫米圆形区域。

主治：低血压、心脏病、风湿关节炎等。

30．失眠

定位：位于足跟部中央的正中线上，内外踝连线的交叉点。

主治：失眠、高血压等（以上7穴及反射区见图2－19）。

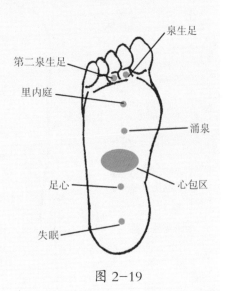

图 2－19

31. 足三里

定位：位于外膝眼下四横指，胫骨边缘。找穴时，以食指（左腿用右手、右腿用左手）第二关节沿胫骨上移，至有突出的斜面骨头阻挡为止，指尖处便是足三里穴位。

主治：食欲不振、腹泻、腹胀、腰腿疲劳、皮肤粗糙。

32. 阳陵泉

定位：位于膝盖下方，小腿外侧之腓骨小头稍前凹陷中。

主治：关节僵硬、抽筋、麻痹、腰腿疲劳、胃溃疡等。

33. 丰隆

定位：位于腓骨小头与外踝尖连线的中点处。

主治：肥胖、头痛、便秘、高血压、神经官能症、气喘、多痰等（以上3穴见图2—20）。

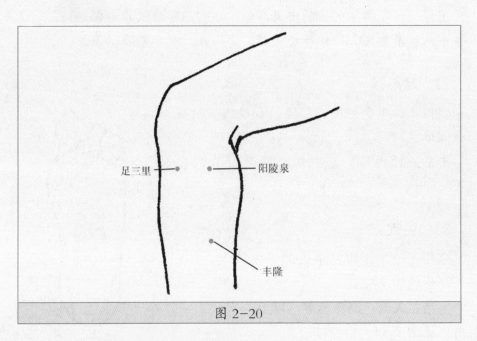

图 2—20

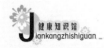

足底按摩垫与保健

足底按摩垫一改传统按摩之不便，使用方法简单，而且不受场地、气候和时间限制，与其他按摩相比具有安全、卫生、方便、经济的特点。可以放置在客厅、卧室、阳台、浴室、健身房等场所。

（1）塑料石块已预先装好，使用者可将塑料石旋转后用力拔出，然后可依喜欢颜色式样或大小来排列。

（2）将按摩垫平铺在地上，在使用前请多喝开水，饮水量视各人情况而定，让体内各种杂质随尿液排出。

（3）刚开始使用可在塑料石块上铺一条毯子来行走，减少最初不适应而造成的疼痛感，在适应一段时间后可赤脚行走。

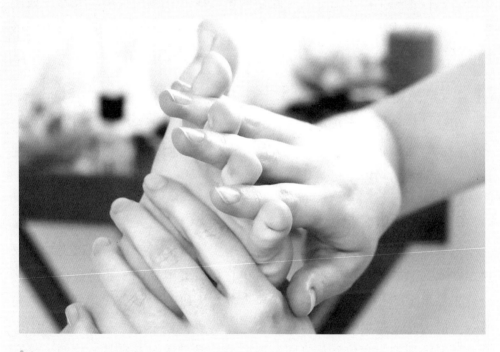

足部按摩祛百病

二、常用的保健疗法

《琐碎录·杂说》指出："足是人之底，一夜一次洗。"我国有一首歌谣云："春天洗脚，升阳固脱；夏天洗脚，暑湿可祛；秋天洗脚，肺润肠濡；冬天洗脚，丹田温灼。"民间流传有"晨起三百步，睡前一盆汤"的说法。可见自古以来，人们就把足部保健作为养生手段之一。

 足部按摩

足部按摩疗法包括足穴（一般使用膝以下的穴位）及足部反射区两种方法。穴位是一个点，它存在于经络的循行线上，多用针刺。按摩一般多使用手指，指尖的面积是针尖的几百倍。因此，足部按摩中多使用"区域"这个概念。

1. 足部腧穴按摩法

按摩又称推拿，古称按跷等，是人类最早的治病方法，属物理性质的外治法。足部腧穴按摩已有上千年的历史，它是根据中医的经络腧穴理论，按每个穴的功能主治进行运用的。

2. 足部反射区疗法

足部腧穴按摩传到西方后，经过长期实践验证，并在其基础上加以发展，在欧美形成了反射区疗法的理论。它是由美国威廉·菲特兹格拉德博士首先提出来的。后又经德国的玛鲁卡多女士研究验证，使其更加准确完善，从而确立了足部反射疗法。

反射区理论与穴位疗法之间有些区别，但二者的本质是一致的。与穴位疗法一样，人们身心健康发生异常，通过神经的传感反映在身体各部分的反射区。刺激反射区，可以活化机体功能，用以治病防病、强身健体。

足部贴敷

　　足部贴敷包括足穴和对应区两部分。根据疾病的需要，把药物敷贴在足底某一位置，对相应的部位进行刺激，并通过神经反射来调整体内各器官的相互关系，使之得以协调。同时，通过渗透作用，药物成分直接进入机体，并起到治疗的目的。

　　贴敷方法所用的药物及配制，包括药物的选择和赋形剂的使用，可以自己独立操作。如果是用中草药的鲜品，只需将药弄碎压成糊状，即可贴敷于足对应区或穴上。若所用的药物是干品，需将其研成细粉末，而后加赋形剂，如酒、醋、水、姜汁、蛋清、蜂蜜等，调匀即可使用。

　　上述治疗方法在应用时应注意以下几点：

　　（1）皮肤过敏者，不能使用本法。

　　（2）足部皮肤有严重溃疡、糜烂及创伤者不能使用本法。

　　（3）急腹症、有手术指征者不能使用本法。

 足部熏浴

　　足部熏浴保健包括足部熏蒸法和足部洗浴法，因它简便易行，疗效显著，无毒副作用，所以颇受大众的喜爱和推崇。

　　药物熏浴法能扩张血管，促进血液循环，增强组织代谢。同时药物也可通过皮肤吸收，从而起到治疗效果。

　　熏蒸法又称蒸气疗法或称中药蒸气浴，是使用药液蒸气进行治疗的一种方法；洗浴法又称浸洗法，是用热水或药物水煎液，浸洗双足以达到保健目的的方法。熏蒸法与洗浴法可分别使用，也可配合运用，应视具体情况灵活运用。

　　使用熏蒸法时，将中草药煎剂倒入大小适宜的容器（占 1/3～1/2）内，将双足置于容器中，与药液保持一定的距离，以温热舒适为度，严防烫伤。上部盖上毛巾，防止热气外透而便于保温。每日 1～2 次，每次约

30分钟。

　　洗浴时，温度以保持在40℃左右为宜，小心烫伤。药液稍冷时，应调换药液或加温后再使用。每日1~2次，每次约30分钟。

　　熏浴时，要注意保暖，避免遭受风寒。熏浴后要用干毛巾将双足擦干。患有恶性肿瘤、癫痫、急性炎症、心功能不全、慢性肺源性心脏病等患者禁用熏蒸法。

其他刺激疗法　　　▶▶▶

1. 香烟灸

　　点燃艾炷以温热透经的方法称为"灸"，它和针刺具有同样的疗效，只是适应的症状不同（如图2-21）。

　　其实也可以用香烟代替艾炷，用线香也可。将其点燃后，用烟头靠近穴位，灸时要以穴位能感到温热为度（小心烫伤），太热时可稍移开一会儿。最好不要垂直对着穴位，以免落下的灰屑烫伤皮肤。

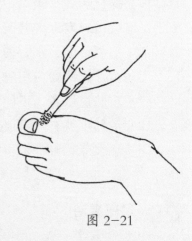

图2-21

2. 牙签或发夹刺激

　　以牙签或发夹代替针刺，比指压、按摩等刺激更强，效果也较快。刺激时，以能感到疼痛为佳，千万不要刺破皮肤，以免感染。

　　一根牙签集中用力，效果当然比较理想，但是太过尖锐，并且对认穴不够准确的人来说，命中率太低。因此，可用多根牙签为一束，缚牢后使用。需要强刺激时可用尖端，反之，用尾端即可。发夹的用法亦同。

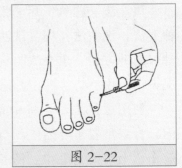

图2-22

此外，还可视情况用刷子、发梳、牙刷等物摩擦，或用吹风机吹热穴位，尤其适用于"功能区"等范围较大的地方（如图 2－22，2－23，2－24）。

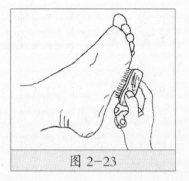

图 2－23

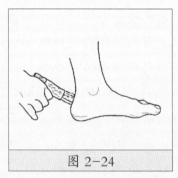

图 2－24

三、按摩保健的原理

 神经反射内分泌学说

神经反射的定义是人类及其他动物的机体在中枢神经系统的参与下，对内环境和外环境的变化做出有规律性的适应性反应。

人体是一个复杂的、各部位和各器官有机联系的统一整体。身体的表面和内部都有着丰富而敏感的神经末梢感受器。当身体内外环境发生变化时，感受器受到刺激，引起神经冲动沿传入神经纤维将信号传递到中枢神经细胞，经过中枢神经的处理（分析、综合），再将信号经传出神经纤维传递至相关器官、腺体或肌肉，引起有生理意义的功能活动。

足部有与人体各器官相关联的反射区或敏感点，任何器官有病变都可以在相应的反射区和敏感点产生变化。如心脏缺氧时可表现为足部心脏反射区有触痛，乳腺肿物可以在其反射区摸到结节，子宫切除后在子宫反射区可有空虚感等。

按摩足部某一反射区时，通过神经反射作用与其相关器官或部位发生联系。该部位如果是肌肉组织可能会改变其收缩功能；如果是心脏可能会调节其心率和心肌收缩力；如果是腺体则会调节其分泌功能；如果是消化道便可能调节其蠕动情况等。

足部按摩疗法的作用中很重要的一部分是通过神经的反射功能，调动人体一系列的综合反应来完成的。按摩可以使神经兴奋，也可以使神经抑制，故有双向调节的作用。

总的来说，按摩足部反射区产生较为强烈的刺激，可以阻断相应器官原有的病理冲动，并取而代之，引起一系列的神经体液调节，激发人体的潜能，调节机体的免疫力和抗病功能，调节体内某种失衡状态，使机体向着接近正常水平的方向变化，从而起到保健治病的作用。

 ## 生物全息胚原理

全息生物学是山东大学张颖清教授在 20 世纪 80 年代初创立的一门生物学新学科。全息论学说实际上讲的是整体与局部的关系。

自然界中，每一个小的局部都有包含它本身在内的整体的全部信息，如地球包含了太阳系的全部信息；太阳系又有整个宇宙的全部信息。

人作为一个整体，每个局部都有整个人体的全部信息，是全身各器官的缩影。因为人体是由一个受精卵发育而来的，所有的遗传密码通过细胞的有丝分裂和 DNA 的半保留复制，平均地分配到每一个体细胞内，使每个细胞都含有和受精卵完全相同的生物信息。

包含人体全部信息的每一个有独立功能的局部器官，我们叫它"全息胚"。足部全息胚中也有人体的整体信息，这些信息我们叫它反射区，具有与人体器官相对应的特点，它们之间的生物特性相似程度较大。因此，对这些反射区进行按摩刺激，即可调整相应组织器官的功能状态。

由于人体足部的组织结构较完全，有骨骼支架、肌肉、肌腱、韧带等，较容易按各种标志确定反射区的位置和范围；远离心脏，是血液循环最弱的部位；面积比较大，操作方便，便于进行自我按摩。所以，对足部的按摩具有特殊的优越性（如图 2－25）。

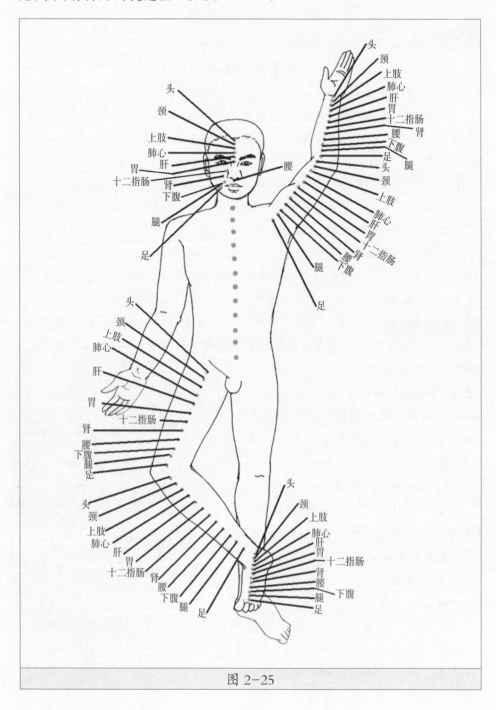

图 2－25

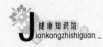

足部按摩原理

1. 血液循环原理

人体心脏的跳动带动周身的血液循环，在大循环中动脉内的血液是干净的，静脉内的血液是不干净的，静脉内血液流速也比动脉内血液流速慢。静脉内部干净的血液中有很多的"杂质"如尿酸晶等，非常容易沉淀下来。这些沉积物受地球引力的影响，长年累月最后滞留在人体足部，造成足部血液循环不畅。其结果会使心脏的负担加重，体内组织和器官"供养"不足，长期下去人体的某组织器官功能就会下降，人就会感觉不舒服，从而引起人体内不同程度的异常反应。当我们全面按摩足部反射区后，足部的温度会升高，血液流速加快（经测定没有按摩足部时，足部血液流速为12毫米/秒，全面按摩后足部血液流速可达到24~25毫米/秒）；同时足部的沉积物被按摩"碎"，它会随着血液循环的加快重新参加体循环，通过泌尿系统和其他排泄器官排出体外。当我们全面按摩足部反射区后3~5天就会发现排出的尿液非常混浊而且气味很浓，这会使人感觉全身轻松，精力充沛。所以足部反射区的刺激按摩可以改善血液循环，减轻心脏负担，使新陈代谢功能提高。

2. 反射原理内分泌

反射是对外界刺激的一种反应。当人体某组织器官出现异常现象的时候，在足部所相对应的反射区内就会出现不同程度的变化，如气泡、沙粒状、颗粒状、条索状、小结节等。刺激按摩这些反射区时就非常明显地有压痛感，这种痛感沿传入神经向中枢神经进行传导，经中枢神经协调，发生新的神经冲动，沿传出神经传导到

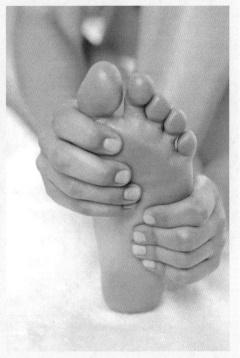

体内组织器官，引起一系列的神经体液的调节，激发人体的潜能，调节机体的免疫力和抗病功能，调节体内某种失衡状态；同时也可以阻断原有病理信息的反射，如果患者大脑皮质内已形成一个病理兴奋灶时，由足部反射区传来的触压和痛觉冲动也会形成另一个兴奋灶，随着按摩时间的延长，这个兴奋灶在叠加定律作用下会逐渐加强，并超过病理兴奋灶，使之受到压抑乃至完全消失。同时，机体内会产生大量的特殊"物质"，如红外线辐射、电和磁以及多种"内源性药物因子"，这些特殊的"物质""因子"是对人体最有益、最有效的治疗因子，所以足部按摩后会出现神奇疗效是完全合乎情理的。

3. 经络原理

经络学说是中医的主要理论根据，是祖国传统医学的重要内容。五千年前中国《黄帝内经》就记载有足部按摩能使人健康的文献《观趾篇》。当代科学已经证明人体经络是存在的，它的结构是经络线，角质层较薄，所以低阻抗；经络循行线非常敏感，周围有非常丰富的神经末梢和神经束；经络循行线上有丰富的毛细血管而且特别密集，代谢血流旺盛，所以是高红外线辐射；经络周围的肥大细胞成锁链状密集排列，所以是高冷光的；经络全程是一条非常细的结缔组织束状态的"通道"，此通道具有高振动音的特性。经络是一个"通道"，通道受阻人就会感到不舒服。经络循行线是由人体各部位的穴点连接起来的，我们的双足上有很多穴位，当我们按摩足部反射区时，就会刺激这些穴位，它同血液循环和反射原理一样，沿经络循行线进行传导。这种传导方式就像"多米诺骨牌"，从而起到疏通经络的作用，中医认为"痛则不通，不通则痛"，就是这个道理，所以按摩足部反射区可以起到疏通经络的作用。

4. 生物全息论原理

全息论是近代发展起来的科学。全息论学说实际上讲的是整体与局部的关系。我们把一棵完整植物的枝条剪下来，插进土壤里，它会生长出与原来植物完全相同的一个新个体。动物的生长也是一样，它们生长发育的后代也都像它们的"父母"。自然界的各种化学元素在人体内也都成比例地存在，从不同角度考察生物全息性都离不开自然界，自然界是生物全息学说的物质基础。

人作为一个整体，人体每一个有独立功能的器官都含有人的整体信息

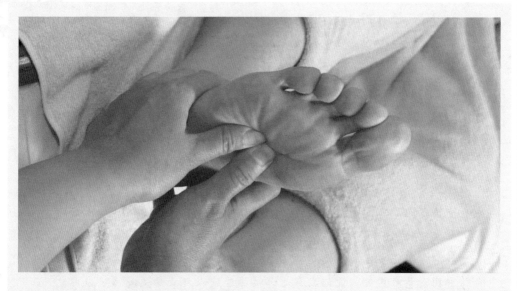

和图像。人体有独立功能的器官很多，为什么对足部这个局部这样重视呢？这里讲的足部反射区按摩并不排斥对其他局部的按摩，但是足部按摩比其他的局部按摩优越性都大，这就是全息理论的优越性；如全息摄影一样，当我们把一张完整的全息底片投射出去后，显示出来的是一个完整的整体图像；当我们将这张底片成比例地剪成二十分之一或更小的时候，从中取出底片的一个小碎片再投射出去，它所反映出来的图像仍然是一个完整的图像；前整体与后整体之间比较起来，图像就有变化了，完整的底片所显示出来的整体图像非常清晰，而另一个完整图像却非常模糊；这是因为完整的底片面积大，所包含的整体信息量就多，因此非常清晰；不完整的底片面积小，所包含的整体信息量就少，所以图像就模糊。人体足部比其他器官如手、耳、鼻、唇等面积都大，所包含的人体的全部信息量就多，同时足部肌肉相对较厚，毛细血管密集，神经末梢丰富，结构复杂，远离心脏，是血液循环最弱的部位，因此对足部的按摩优越于其他器官，这是一种最佳的选择。

足部按摩法是以生物全息反射和中医经络为主的边缘科学，它与全身按摩的区别在于手法上、部位上、机理上有明显不同的特点而且安全可靠。

综上所述，当我们对足部反射区进行刺激按摩时，这些原理是同时统一地发挥作用，而不是各自独立地发挥其效能的，所以足部反射区按摩就会显示出非常惊人的保健作用。

血液循环原理

▶▶▶

血液循环是人体的能源管道，它肩负着为全身器官组织输送氧气和营养物质，从组织中运出二氧化碳等代谢所产生的废物，再经肾脏、肺脏和皮肤等排出体外的任务。

足部处于全身最低的位置，距离心脏最远，血液流经此处速度最慢，再加上地心引力的作用，静脉血液中很多的"杂质"，如酸性代谢产物、未被利用的钙和其他金属离子及大分子有机物质等，容易沉积于足底。日积月累，足底处就会积存许多废物，甚至是有毒物质，刺激相关反射区，通过神经反射造成对该相应器官的恶性刺激，甚至导致该器官的功能异常。

足部按摩可引起毛细血管扩张，血流加快，促使静脉和淋巴的回流；改善肾、输尿管和膀胱等排泄器官反射区的血液循环，增强相应器官的排泄功能；改善肺和支气管反射区的血液循环，促进肺内氧气和二氧化碳的交换。

微循环功能的改善，可降低大循环外周阻力，大大减轻心脏的负担；血液循环功能改善后，又能通过末梢神经影响中枢神经，反射性地调节全身循环功能，促进新陈代谢，使激素分泌水平增高，人体所有组织器官的生理功能得到加强。

因此，足部按摩不但能改善足部血液循环和淋巴循环，而且通过提高心脏、肺脏和内分泌腺的功能，更进一步促进了全身各器官的功能。

对足底进行有效的按压或任何其他的挤压方法，都可以起到一个"血泵"的作用，完成"第二次起动"，促进血液循环，所以说脚是人的第二心脏。

经络学说

▶▶▶

中医学研究发现：在人类体内存在着一个经络系统，经络系统可将人体脏腑组织器官联系成一个有机的整体，而且也是人体气血运行的通路，并借以行气血、通阴阳，从而使人体各部的功能活动得以协调，维持相对平衡。

近年来运用生物物理学与生物化学的方法进行研究，都已证实了经络是客观存在的。它是由生物学性质相似程度较大的连续性细胞团构成的。经络又是毛细血管、神经末梢、肥大细胞密集的通道。

人体中最重要的经络是十二正经和奇经八脉，其中足太阴脾经、足少阴肾经、足厥阴肝经、阴维脉、阴跷脉都起于足部，而足阳明胃经、足太阳膀胱经、足少阳胆经、阳维脉、阳跷脉则终止于足部。这些经络都通往特定的脏器，或司辖特定的功能。

人体每个器官都有经络联属，同时又和与它有关的器官相联络。如肝与眼有联系，同时又和鼻、耳、手、膝、足等联络，形成了一个相对密切的联络网。

由于双足通过经络系统与人体各脏腑器官有着多种复杂的联系，从而构成了足部与全身的统一性和整体性，脏腑功能的失调和病理变化必然会反映到足部来。也就是说，如果在人体的体表特定部位（足反射区）出现阳性反应区域，也可以认为是人体内脏在病理状态下的一种经络现象，这为疾病的诊断提供了依据。

经络是一个"通道"，通道受阻就会出现各种不适。同血液循环和反射原理一样，足部按摩沿经络循行线进行传导，可以疏通足部经络，促进气血的运行，协调脏腑，平衡阴阳，调整有关器官的功能活动，从而达到保健的目的。

 ## 阴阳平衡理论

中医学认为，人体各个部分由两种既对立又统一的物质，即阴和阳构成，疾病的发生和发展是由于阴阳两个对立面的正常关系遭到破坏所致。

足部反射区与机体各脏腑器官有着密切的内在联系，对反射区进行按摩可以起到调节作用，使机体达到新的阴阳平衡，消除疾病，恢复健康。

按摩足部反射区具有"双向调节"作用，能调整内分泌腺的分泌功能，从而达到调整机体阴阳平衡的作用。例如，按摩足部甲状腺反射区，能降低甲状腺功能亢进者甲状腺分泌水平，而对甲状腺功能低下者却具有促进其分泌功能。

对足部反射区进行刺激按摩时，以上这些原理是同时统一地发挥作用，而不是各自独立地发挥其效能，所以足部反射区按摩具有一定的保健作用。

 ## 四、足部按摩宜与忌

足部按摩疗法对于全身各系统的各种功能性病变的治疗效果十分显著，但既然是一种疗法，它就会有一定的适用范围，也都有一定的禁忌。

 ### 足部按摩的适应证

足疗是一种安全、简便、易学、有效、经济且无损伤的自然疗法，既可保健强体，又可防治疾病，但它也有一定的适用范围，主要适用有以下几方面的病症：

（1）足部按摩主要适用于功能性疾病的治疗。器质性疾病则要用中西医结合治疗，可以结合足部按摩辅助治疗。

（2）内科疾病中的消化道功能紊乱，消化性溃疡、糖尿病、高血压病、失眠症等。

（3）外科疾病中的椎体骨质增生，软组织损伤，前列腺疾患等。

（4）妇科疾病中的月经失调、子宫肌瘤、更年期综合征等。

（5）神经官能症和各种神经痛。

（6）各种过敏性疾病，如过敏性哮喘、过敏性皮炎、鼻炎等。

（7）对某些目前医学上尚缺乏有效治疗方法的病症，可用足部按摩疗法调整机体功能，增强抗病能力。

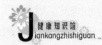

足部按摩祛百病

日常护足

1. 人字拖最多穿 1 小时

人字拖会对脚部造成危害，不要长时间地穿着它们走路，穿着行走超过 1 小时就应该休息一下了，所以旅游的时候千万不要穿人字拖。另外要注意的是，人字拖与运动鞋一样，穿到 3～4 个月就应该更换了，如果鞋底出现磨损和歪斜的情况就一定要及时更换。

2. 粗盐热水泡脚

如果奔波了一天，感到脚部特别疲惫和酸痛，可以将粗盐调进热水给自己做个"足浴"，10～15 分钟就行，能有助于舒缓脚部的不适感，促进脚踝和小腿的血液循环，舒展筋脉，改善下肢的僵硬感。

3. 自助脚底按摩

在做完热水足浴之后，如果还是觉得脚部很酸痛，也可以自己做个自助式脚底按摩。先给双手和足部涂上一层润肤乳液，再用双手的大拇指交错按捏足弓的部位，不要一味地按摩脚部疼痛的部位。

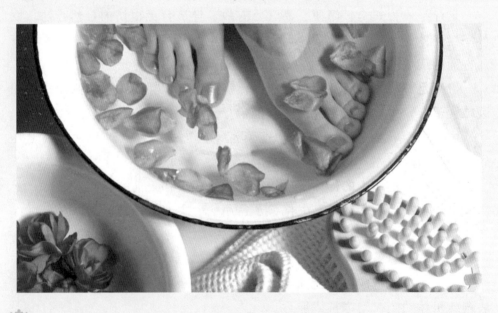

足部按摩的禁忌证

▶▶▶

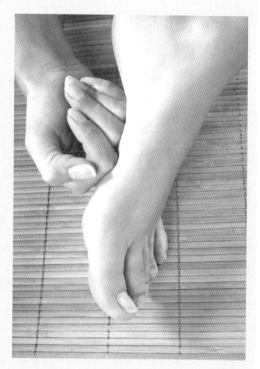

足疗按摩可以调节人体机能，效果也比较显著。但仍有其局限性，并非所有病症都适合。一些病情急迫、严重，不可贻误急救时机，必须立即去医院救治。足疗在此时显然不宜使用，但可在康复期间使用，用作辅助治疗。

（1）各种严重出血性疾病。如脑溢血、子宫出血、消化道出血、咯血、内脏出血等。因为足疗按摩有促进血液循环的作用，以免导致局部组织出血或更大的出血。

（2）年龄过大、体质极虚弱、耐受力差者。如严重心脏病、高血压、精神病及脑、肺、肝、肾等器官功能严重障碍。

（3）妇女妊娠期、月经期，禁忌足部按摩，以免引起流产或出血过多，特别是与妇科相关的穴区，严禁暴力按压刺激。

（4）一些外科手术适应证者。如急性阑尾炎、腹膜炎、肠穿孔、骨折、关节脱位等。

（5）各种传染性疾病。如肝炎、结核、流脑、乙脑、伤寒及各种性病等。

（6）各种中毒。如煤气、药物、食物中毒、毒蛇、狂犬咬伤等。

（7）足部穴位及反射区有严重的皮肤溃烂、出血、传染性皮肤病，以及下肢静脉炎或有血栓者。

（8）空腹时禁忌足部穴位及反射区的按摩，一般在饭后1～2小时再开始按摩。

总之，足疗按摩有其适用性，也有一定的局限性，一定要权衡利弊，正确使用。

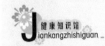

健康知识馆
Jiankangzhishiguan

足底按摩适宜人群

1. 中老年人

中老年人因年龄偏高，相对而言较容易患有各种急、慢性病。足底按摩因有较强的改善人体第二心脏足部的循环作用，对精神末稍也有良好的刺激作用，对精神也有良好的按摩作用。总体来说适用于全身系统的疾病。

2. 久坐工作或学习的人士

在企业单位的办公室人士或学校长期坐着工作的人士，在工厂长期坐着生产操作的人员，的士司机及学生等，因工作或学习的特定需要，由于长期单调的工作或学习姿态和活动量过少均会较常出现精神紧张、健忘、神经衰弱、精神不振、肠胃病、肥胖症、过敏症、食欲不振、湿疹、皮炎、抵抗力下降等现象。

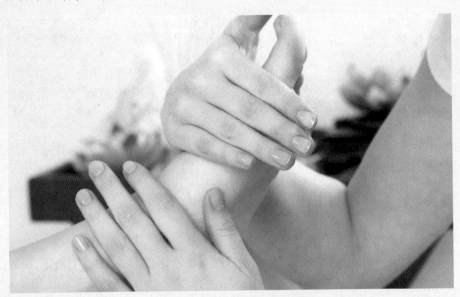

第三章　事半功倍的按摩窍门

 ## 一、足底按摩的体位

　　足底按摩的第一步便是选择一个坐得舒适并能尽量放松肢体的坐姿。

　　假如按摩脚底的反射区，患者的脚应放在医者的膝盖上，方便医者看清脚的底部（图3—1）。

　　如果是按摩脚趾和足背的穴位，患者就应弯曲腿部，将脚前屈放在医者的膝盖上（图3—2）。但若按摩脚跟，脚踝周围和脚踝附近骨头的反射区，患者则将该侧脚的内侧或外侧朝上，让医者抓牢（图3—3）。

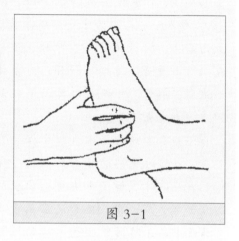

图3—1

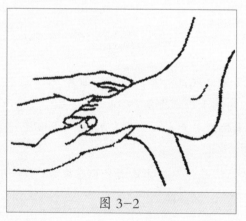

图3—2

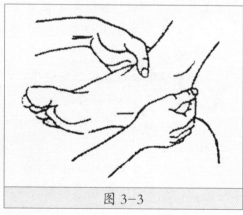

图3—3

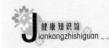

足部刮痧按摩的注意事项

要保持室内温度，冬天要注意足部暴露皮肤的保暖，操作完毕足部暴露部分应用干毛巾进行包裹，尤其避免凉风直吹足部皮肤；夏天操作，应避免用风扇直接吹足部暴露的皮肤。

受术者需在饭后半小时以后方可接受足疗。施术者用力以受术者感到足部反射区酸、麻、胀、痛（以受术者可忍耐为限）为度，不可用暴力。对于体质好、年轻、足部肌肉丰厚者，力度可稍强；对于体质弱、年老、足部肌肉薄而不结实者，力度应轻柔。

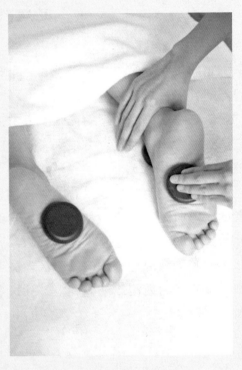

施术者应与受术者经常保持交流，或随时观察受术者的表情等变化，应随时告诉受术者可能出现的诸如酸、麻、胀、痛等反应属于正常现象，并随时根据受术者的反应调整手法力度、速度等，既要让受术者感到酸、麻、胀、痛等正常反应，又不致使手法太轻或过重，为正常状态。

少数受术者在接受刮痧按摩后，足部出现虫行感、发痒、冒冷气、冒热气等或出现疲倦等局部或全身感觉，均属于正常现象。

操作结束后（半小时内），让受术者饮用温开水或温矿泉水300～500毫升为宜。

施术者应在操作前后进行手部清洁与消毒，以防止病菌交叉感染。

足部按摩祛百病

中华传统医学养生丛书

健康知识馆

二、足底按摩所需器械

　　足底按摩不需要特殊的器械，只需用手指、指甲、手掌、拳头或身边常用的工具，如牙签、笔杆、筷子、螺丝刀的柄或木制的按摩棒、做发型的空心卷、编织针、米粒、刷子等。如果需要灸治，可用燃着的香烟、线香。总之，工具随处可取，只要不用利器，不造成皮肤损伤就行。

　　按摩棒可以自制，用直径为 1.0～1.5 厘米，长为 10～12 厘米的金属或质地致密的硬木棒，一头旋圆磨光，代替手指按摩，对足部各个刺激点（穴）及经络产生良好的刺激，从而疏通经络，使气血流通活跃，以达到防治疾病的目的。

三、足底按摩以多长时间为宜

　　每次按摩的时间应掌握在 30～40 分钟内。每只脚的基本足穴，即肾脏、输尿管、膀胱及肾上腺等按摩约 5 分钟；主要足穴按摩应在 5～10 分钟之内；相关足穴治疗需 3～5 分钟。对重病患者，可减为 10～20 分钟，重症急症患者，每天按摩 1 次，慢性病或康复期可隔日按摩 1 次或每周 2 次，7～10 次为 1 个疗程。

四、足底按摩应如何操作

　　按摩前必须剪短并洗净指甲，为了避免损伤皮肤，应在皮肤上涂上任何一种油膏以使其润滑，然后再视被按摩点的情况，采取绕圈式的揉搓或上下式的挤压方式进行按摩。而且对大部分的按摩部位来说，需要注意往心脏方向按摩，刺激的强度应从轻到重，逐渐增加压力。

足部按摩祛百病

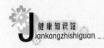

足部按摩的操作顺序

一、足部按摩操作的整体顺序

（1）泡脚→擦抹按摩膏→活动足部→检查心脏→基本反射区→一般反射区→基本反射区→放松疏理足部→结束。

（2）左脚→足底→足内侧→足外侧→足背→足底基本反射区→右脚→足底→足内侧→足外侧→足背→足底基本反射区。

二、足部按摩操作的基本顺序

（1）左脚足底：检查心脏→基本反射区（肾上腺→腹腔神经丛→肾脏→输尿管→膀胱→尿道）→大额窦→三叉神经→小脑→颈项→颈椎→鼻子→大脑→脑垂体→食道→甲状旁腺→甲状腺→小额窦→五点六面→眼睛→耳朵→斜方肌→肺、支气管→心脏→脾→胃→胰→十二指肠→小肠→横结肠→降结肠→乙状结肠、直肠→肛门→性腺→失眠点。

（2）右脚足底：基本反射区（肾上腺→腹腔神经丛→肾脏→输尿管→

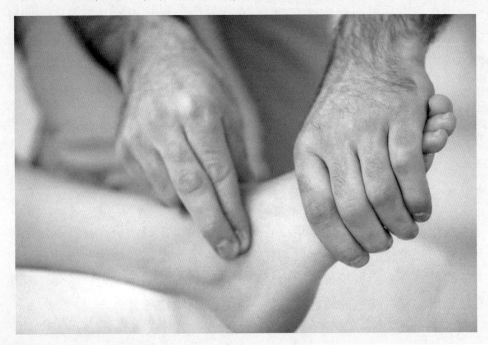

膀胱→尿道）→大额窦→
三叉神经→小脑→颈项→
颈椎→鼻子→大脑→脑垂
体→食道→甲状旁腺→甲
状腺→小额窦→眼睛→耳
朵（聪耳明目）→斜方肌
→肺、支气管→肝脏→胆
→胃→胰→十二指肠→小
肠→盲肠→回盲瓣→升结
肠→横结肠→肛门→性腺
→失眠点。

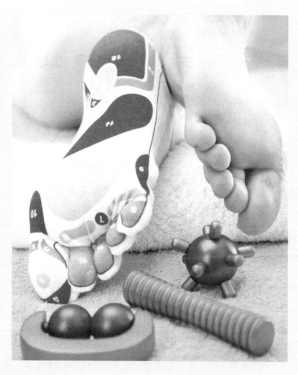

（3）足内侧：颈椎→
胸椎→腰椎→骶骨→内尾
骨→前列腺、子宫→内肋
骨→腹股沟→下身淋巴→
髋关节→直肠、肛门→内
侧坐骨神经。

（4）足外侧：肩关节→肘关节→膝关节→外尾骨→卵巢、睾丸→肩胛
骨→外肋骨→上身淋巴→髋关节→放松下腹部→外侧坐骨神经。

（5）足背：上颌→下颌→扁桃体→喉、气管→胸部淋巴→内耳迷路→
胸、乳房→内外肋骨→上、下身淋巴→解溪→基本反射区（肾上腺→腹腔
神经丛→肾脏→输尿管→膀胱→尿道）。

三、足部按摩的放松疏理

（1）活动踝关节。

（2）擦热足部。

（3）掌推小腿内外侧（足三阴、三阳经）。

（4）抱揉小腿。

（5）叩击小腿。

（6）点按足三里、三阴交、涌泉三穴。

（7）双掌指腹擦抹足的背部。

足部按摩祛百病

五、足底按摩应注意哪些问题

（1）房间要保温、通风、保持空气新鲜。夏季治病时，不可用风扇吹患者双脚。

（2）假如患者精神紧张，身体疲劳或正处于情绪激动之中，要让患者稍事休息，待患者平静下来后再进行治疗。

（3）在接受治疗后的半小时内，患者要饮用温开水 300～500 毫升。严重的肾病、水肿、心衰患者除外。

（4）足部有外伤、疖疮、脓肿时，治疗应注意避开患处，可在另一只脚的相同部位或同侧手的对应部位进行按摩。如因治疗不慎，造成皮肤红肿、瘀血者，可在患部涂上红花油，并暂停治疗。

（5）某些患者在接受治疗后可能出现低热、发冷、疲倦、腹泻等症状，有时还可使原有症状加重，这都是正常现象，可继续坚持治疗，几天后，症状可自行消失，还有的患者在治疗几天后，尿的颜色突然加深，并且气味加重，这是"毒素"外排之征，仍可继续坚持治疗。

（6）长期接受足部按摩，足部痛的感觉就会迟钝，这时可用盐水浸泡双脚半小时，脚的敏感性就会增强，治疗效果也会大大提高。

（7）治疗时应避开骨骼突起处，以免挤伤骨膜。

六、应如何选取足穴来治疗疾病

在应用足底按摩来治疗疾病时，应根据病变所在的部位，也就是根据哪一脏腑器官的疾病来选取相应的足穴，而并非根据具体的病症。同一器官、同一系统的疾病，可选用大致相同的足穴，例如：各种眼病，在选穴上都要选眼穴，各种耳病也都应选用耳、内耳迷路等。

在治疗急性病时，只选用受累脏器在足底的反射区进行重手法治疗就可以了，这样可做到重点突出，可收速效。

但对于慢性病，则应采取全足按摩，重点加强的办法。所谓全足按摩，就是把所有的足穴都按摩一遍；而重点加强则是在全足按摩的基础上，根据具体病症选取一些重点足穴，在按摩次数和刺激量上予以加强，以加强治病的效果。重点按摩应包括基本足穴、主要足穴和相关足穴。

基本足穴即肾脏、输尿管、膀胱这 3 个足穴，因其可增强排泄功能，将毒素或有害物质排出体外，故在治疗时应重点加强，在治疗开始和结束时都要反复按摩 3 遍。

主要足穴即与病变器官或系统相对应的足穴。例如：各种肝病，即取肝脏、脾脏、胃、肠等，而胆囊疾病多取肝、胆囊。皮肤病一般选用脾脏、肾上腺、甲状旁腺、淋巴腺、胃、肠等。

相关反射区应根据不同性质的疾病来配备，例如：各种炎症，应选用脾脏、淋巴腺、肾上腺、甲状旁腺、扁桃腺等，而恶性肿瘤患者为增强免疫力可酌选脾脏、淋巴腺、肾上腺、甲状腺、甲状旁腺。

在全足按摩时，一般先从左脚开始，按摩三遍肾脏、输尿管、膀胱 3 个足穴后，按足底主要足穴、相关足穴、基本足穴的顺序进行。

在进行治疗时，只要按照如上的顺序进行，穴位找准，力度大小适中、均匀，就一定会取得满意的疗效。

 ## 七、足底按摩主要有哪几种手法

 单食指扣拳法

1. 着力点

食指第 1 指间关节处背面。

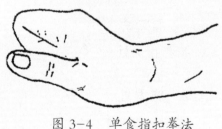

图 3-4　单食指扣拳法

2. 施力处

手腕、拳头。

3. 适用反射区

斜方肌、肺、胃、十二指肠、胰腺、肝脏、胆囊、肾上腺、肾脏、输尿管、膀胱、腹腔神经丛、大肠、心脏、脾脏、生殖腺等。

 拇指推掌法 ▶▶▶

1. 着力点

拇指指腹。

2. 施力处

手腕、手掌。

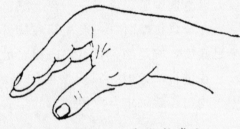

图 3-5　拇指推掌法

3. 适用反射区

心脏、肩胛骨、内外侧肋骨、前列腺、子宫、坐骨神经、直肠、肛门等。

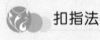 **扣指法** ▶▶▶

1. 着力点

拇指指尖处。

2. 施力处

拇短展肌、手掌。

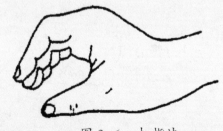

图 3-6　扣指法

3. 适用反射区

小脑、三叉神经、鼻、颈项、扁桃
体、上颚、下颚、甲状旁腺等。

 捏指法

1. 着力点

拇指指腹。

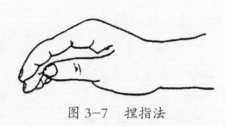

图 3-7　捏指法

2. 施力处

拇短展肌、手掌。

3. 适用反射区

髋关节、腹股沟、内侧肋骨、脊
椎等。

 双指钳法

1. 着力点

食指第 2 指间关节内侧。

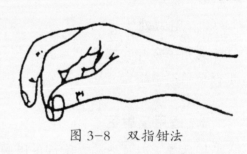

2. 施力处

以拇指指腹辅助加压。

图 3-8　双指钳法

3. 适用反射区

副甲状腺、颈椎等。

足部按摩祛百病

握足扣指法

1. 着力点

食指第 2 指间关节。

2. 施力处

握拳之手腕，另一手拇指为辅助，
四指为握足之固定点。

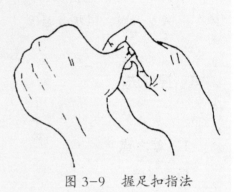

图 3-9　握足扣指法

3. 适用反射区

肾上腺、肾脏、输尿管等。

 单食指钩掌法

1. 着力点

食指桡侧。

2. 施力处

拇指固定，食指张开，其余三指作
半握拳辅助手用力。

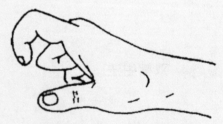

图 3-10　单食指钩掌法

3. 适用反射区

甲状腺、内耳迷路、胸部淋巴腺、喉头、气管、内尾骨、外尾骨、卵
巢、睾丸等。

足部按摩祛百病

拇食指扣拳法

1. 着力点

食指第一指间关节处。

2. 施力处

拇指固定，手腕用力。

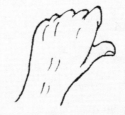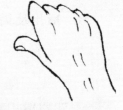

图 3-11　拇食指扣拳法

3. 适用反射区

上身淋巴腺、下身淋巴腺、横膈膜等。

 双掌握推法

1. 着力点

拇指指腹。

2. 施力处

手腕、手掌、前臂。

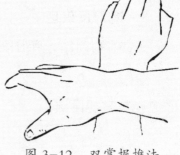

图 3-12　双掌握推法

3. 适用反射区

下腹部、尿道、直肠、内外侧坐骨神经等。

 双指拳法

1. 着力点

中指、食指之凸出关节。

2．施力处

手腕、手掌及前臂。

3．适用反射区

小肠、结肠、直肠等。

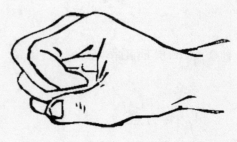

图 3-13　双指拳法

 双拇指扣掌法

1．着力点

拇指重叠处之指腹。

2．施力处

手腕及其中一拇指指腹于其上。

3．适用反射区

子宫、前列腺、肩肘等。

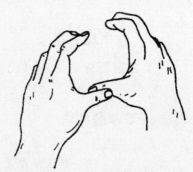

图 3-14　双拇指扣掌法

 推掌加压法

1．着力点

拇指指腹，余四指为其支点。

2．施力处

另一手掌施加压力以辅助用力。

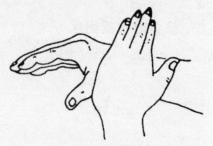

图 3-15　推掌加压法

3. 适用反射区

胸椎、腰椎、骶椎及尾椎、内外侧坐骨神经、尿道等。

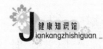

健康知识馆
Jiankangzhishiguan

足部按摩疗效

足部反射区按摩是以特定手法有效地刺激足部反射区，通过调节人体机能达到防病、治病的目的。

有一种说法叫做：足是人的第二心脏。因为足离心脏最远，当人行走或按摩的时候，足部的运动就能促进血液循环，减轻心脏的负担。

足部反射区按摩有如下特点：

（1）全面按摩、突出重点。每次按摩时要对整个足部进行按摩，在按摩中间对有病的部位进行重点按摩。因为只有对反射区全面按摩，才能从整体上改善足部的血液循环，促进整体健康状况的改善。这里的足部包括足底、足内侧、足外侧、足背及小腿等部的反射区。

（2）足部反射区按摩是非药物疗法，仅靠双手即可。简单易学，无需很多的医学知识，无需费用。无副作用。

（3）不受任何时间、空间的限制，是自助、助人最简易有效的方法。

（4）足部反射区按摩是一种理想的保健法。经常做足部反射区按摩可以提高人机体的抵抗力，增强体质。对一些需进行药物或手术治疗的患者也可以起到配合作用，提高疗效，加快康复。

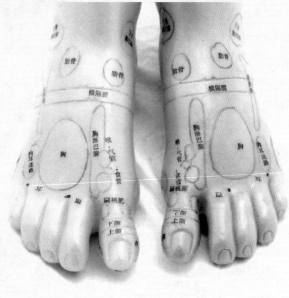

八、足底按摩所要达到的效果

对于按摩手法的选用，每人都有自己的习惯，无须等同划一，只要操作方便，按摩力度适中，能达到按摩的目的即可，无须拘泥于形式。那么，足穴的推拿按摩，需要达到什么效果呢？

1. 触性刺激

对皮肤进行轻柔按摩，有镇静、安神的作用，可使身体保持平衡，改善紧张情绪，也可使知觉神经、自主神经的活动旺盛。

2. 痛性刺激

按揉压痛点，可使神经兴奋，促进内分泌功能，提高神经机能。

3. 运动刺激

利用活动关节、肌肉的方法，从生理学角度看，效果最大，它对运动神经和自主神经有较好的调整作用。

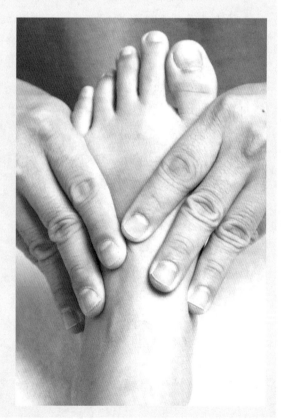

4. 压迫刺激

局部压迫，可激发肌肉的活动，提高内脏功能，促进生理机能以及生长发育。

5. 叩打刺激

此法是指咚咚地敲打局部或全脚，以起到扩张和收缩内脏肌肉的效果（图3—16）。迅速叩打则可收缩肌肉血管，加强内脏机能，而慢慢地叩打则可松弛肌肉，减少内脏的功能活动，使内脏得到良好休息。

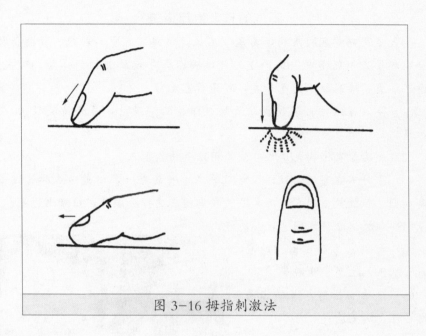

图 3-16 拇指刺激法

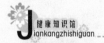
健康知识馆
Jiankangzhishiguan

涌泉穴与健康保健

俗话说："若要老人安，涌泉常温暖。"根据医学临床应用观察，如果每天坚持推搓涌泉穴，可以使老年人精力旺盛，体质增强，防病能力增强。据统计，推搓涌泉穴疗法可以防治老年性的哮喘、腰腿酸软无力、失眠多梦、神经衰弱、头晕、头痛、高血压、耳聋、耳鸣、大便秘结等五十余种疾病。

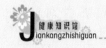

脚气的日常治疗措施

脚气是足部常见的疾病，其危害不仅是瘙痒、脱皮、起疱、真菌传播，还会引起手癣和灰指甲。更严重的是，搔抓会导致局部细菌感染，可发展成淋巴管炎、蜂窝组织炎及丹毒，可谓后患无穷。

（1）要注意清洁，保持皮肤干燥，保持脚部清洁，每天清洗数次，勤换袜子。

（2）洗脚盆及擦脚毛巾应分别使用以免传染他人。

（3）平时不宜穿运动鞋、旅游鞋等不透气的鞋子，以免造成脚汗过多，脚臭加剧。趾缝紧密的人可用草纸夹在中间或选择分趾袜，以吸水通气。

（4）积极消除诱发因素，如脚汗。

（5）勿吃容易引发出汗的食品，如辣椒、生葱、生蒜等。

（6）情绪宜恬静，激昂容易诱发多汗，加重脚气。

（7）脚气是一种传染性皮肤病，应避免搔抓，防止自身传染及激发感染。

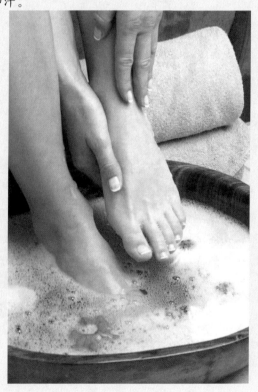

（8）用药治疗的同时，对患者穿的鞋袜要进行消毒处理。可用日光暴晒或开水烫洗，最好用布块蘸10％福尔马林液塞入鞋中，装入塑料袋封存48小时，以达灭菌目的。鞋柜也要经常通风、晾晒。如果鞋柜不能移动，应定期用消毒液擦洗或是放入干燥剂，祛除潮气。

足部按摩祛百病

下篇　各种疾病的足部健康疗法

人体的各个器官几乎在足部都有与之相对应的穴位，祖国医学认为，通过正确按摩这些穴位，能够有效地缓解病痛，最终起到治疗疾病的效果。

　　不同的器官对应不同的穴位，不同的疾病也有不一样的按摩疗法，只有"对症"与"得法"才能真正发挥足部按摩的价值，否则只会事倍功半。

第一章　有效的足部反射区

一、足部按摩的常用穴位有哪些

足底部的常用穴

1. 肾上腺

〔**取穴**〕双脚脚掌第一跖骨与趾骨关节所形成的"人"字形交叉点稍外侧（图 1—1）。

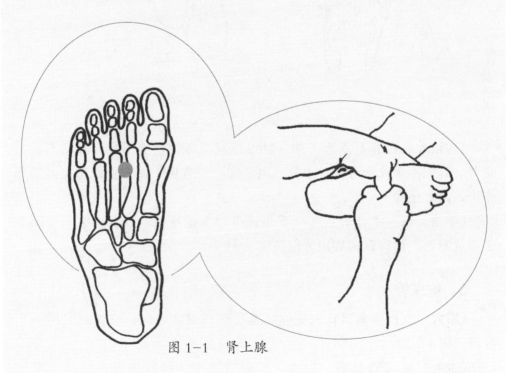

图 1—1　肾上腺

〔主治〕心律不齐、昏厥、炎症、过敏、哮喘、风湿症、关节炎、肾上腺皮质功能不全症等。

〔手法〕以一手持脚，另一手半握拳，食指弯曲，以食指第一指间关节顶点施力，定点向深部按压3～4次。

2. 肾脏

〔取穴〕双脚脚掌第一跖骨与趾骨关节所形成的"人"字形交叉后方中央凹陷处（图1—2）。

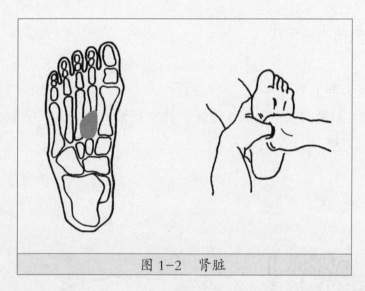

图1-2　肾脏

〔主治〕各种肾脏疾患，如：急慢性肾炎、肾功能不良、肾结石、游走肾、肾脏不全及尿毒症、水肿、风湿症、关节炎、泌尿系统感染及其他疾患、高血压等。

〔手法〕以一手持脚，另一手半握拳，食指弯曲，以食指第一指间关节顶点施力，由脚趾向脚跟方向按摩4～6次。

3. 输尿管

〔取穴〕双脚脚掌自肾脏反射区至膀胱反射区之间，呈弧线状的一个区域（图1—3）。

〔主治〕输尿管结石、发炎，输尿管狭窄，排尿困难，泌尿系统感

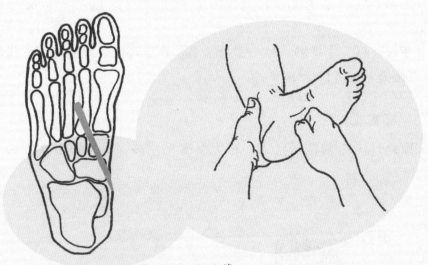

图 1-3 输尿管

染等。

〔**手法**〕以一手持脚，另一手半握拳，食指弯曲，以食指第一指间关节顶点施力，由肾脏反射区向膀胱反射区按摩 4～6 次。

4．膀胱

〔**取穴**〕内踝前下方双脚脚掌内侧舟骨下方，拇展肌侧旁（图 1—4）。

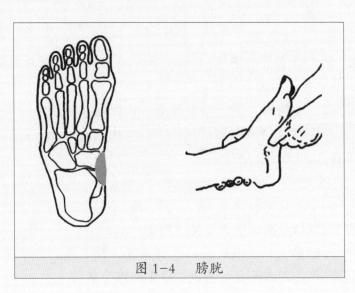

图 1-4 膀胱

〔主治〕肾、输尿管及膀胱结石，膀胱炎及其他泌尿系统与膀胱疾患。

〔手法〕以一手持脚，另一手半握拳，食指弯曲，以食指第一指间关节顶点施力，定点按压4～6次。

5. 额窦

〔取穴〕10个脚趾的趾端。右边额窦在左脚，左边额窦在右脚（图1—5）。

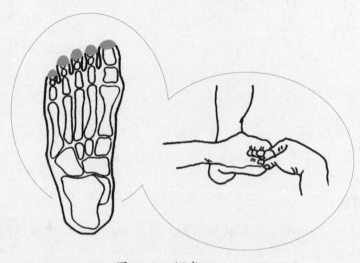

图1—5 额窦

〔主治〕脑血管意外（中风）、脑震荡、鼻窦炎、头痛、头晕、失眠、发烧及眼、耳、鼻、口腔等疾患。

〔手法〕以一手持脚，另一手半握拳，食指弯曲，以食指第一指间关节顶点施力。足拇趾：自外向内侧按摩3～4次。其他趾头：从趾端向趾跟方向按摩各3～4次。

6. 垂体

〔取穴〕双脚拇趾肉球中央部位（图1—6）。

〔主治〕内分泌失调（甲状腺、甲状旁腺、肾上腺、生殖腺、脾、胰等功能失调）、小儿发育不良、遗尿、更年期综合征等。

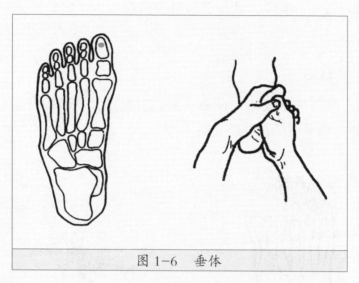

图 1-6　垂体

〔**手法**〕以一手持脚，另一手半握拳，食指弯曲，以食指第一指间关节顶点施力，定点深入按压3～4次。

7. 小脑及脑干

〔**取穴**〕双脚拇趾肉球根部靠近第二节趾骨处。右半部小脑及脑干的反射区在左脚；左半部小脑及脑干的反射区在右脚（图1-7）。

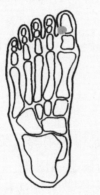
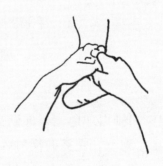

图 1-7　小脑及脑干

〔**主治**〕脑震荡、脑肿瘤、高血压、失眠、头晕、头痛、肌肉紧张、肌腱关节疾患等。

〔**手法**〕以一手握脚，另一手的拇指指端施力，向趾根方向按摩3～4次。

8．三叉神经

〔**取穴**〕双脚拇趾近第二趾的一侧。右侧三叉神经的反射区在左脚，左侧三叉神经的反射区在右脚（图1-8）。

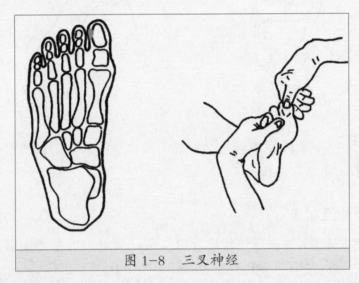

图1-8　三叉神经

〔**主治**〕偏头痛、颜面神经麻痹及神经痛、肋软骨炎、失眠，头面部及眼、耳、鼻的疾患。

〔**手法**〕以一手握脚，另一手拇指指端施力，由趾端向趾根按摩3～4次。

9．鼻

〔**取穴**〕双脚拇趾肉球内侧延伸到拇趾趾甲的根部，第一趾间关节前。右鼻的反射区在左脚上，左鼻的反射区在右脚上（图1-9）。

〔**主治**〕急慢性鼻炎、鼻出血、各种鼻病（如过敏性鼻炎、鼻蓄脓、鼻窦炎、鼻塞、流鼻水等）。

〔**手法**〕以一手握脚，另一拇指指端施力，按摩3～4次。

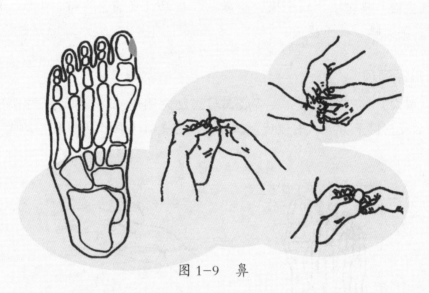

图 1-9　鼻

10. 头 部（大脑）

〔取穴〕双脚拇趾第一关节底部肉球全部。右半部大脑的反射区在左脚上；左半部大脑的反射区在右脚上（图 1-10）。

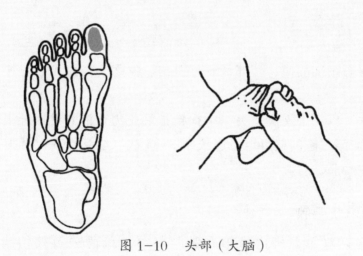

图 1-10　头部（大脑）

〔手法〕以一手持脚，另一手半握拳，食指弯曲，以食指第一指间关节顶点施力，由拇趾趾端向根部按摩 3～4 次。

〔**主治**〕高血压、脑中风、脑震荡、头晕、头痛、头重、失眠、脑性麻痹、脑血栓、视觉受损。

11. 颈项

〔**取穴**〕双脚拇趾第二关节底部与脚趾内侧成 45°，靠第一关节下方，即小脑反射区下方处。右侧反射区在右脚之上，左侧反射区在左脚上（图1—11）。

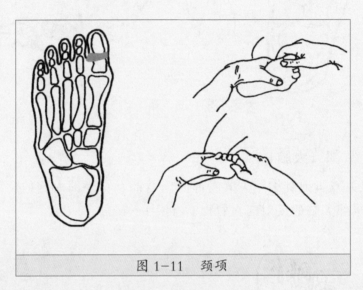

图 1—11　颈项

〔**主治**〕颈部酸痛、颈部僵硬、扭伤、拉伤、高血压、落枕、颈部循环障碍。

〔**手法**〕以一手握脚，另一手拇指指端施力，沿着足拇趾根部，自足背至拇趾与第二趾间缝再至足底按摩 3～4 次（敏感点在足背拇趾根部靠近第二趾一侧）。

12. 甲状旁腺

〔**取穴**〕双手握脚内缘第一趾骨与第一趾骨关节处约成 45°（图1—12）。

〔**主治**〕过敏、筋骨酸痛、痉挛（抽筋）、失眠、呕吐、恶心、副甲状腺功能低下症引起白内障疾病，低钙症引起的手麻痹挛、指甲脆弱等。

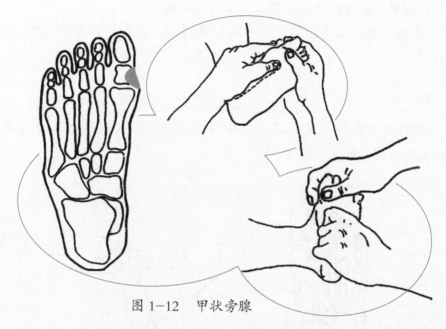

图 1—12 甲状旁腺

〔**手法**〕以一手握脚，另一手食指、中指弯曲成钳状夹住被施术的脚拇趾，以食指第二关节指骨内侧固定于反射区位置，以拇指在其上加压，定点按压 3～4 次。

13. 甲状腺

〔**取穴**〕双脚脚底第一趾骨与第二趾骨之间，成带状（图 1—13）。

〔**主治**〕甲状腺功能亢进或不足，心悸、失眠、情绪不安、肥胖、慢

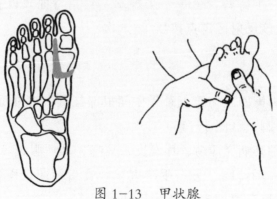

图 1—13 甲状腺

性甲状腺炎、亚急性甲状腺炎、凸眼性甲状腺肿。

〔手法〕以拇指固定，食指弯曲呈镰刀状，以食指内侧缘施力，按摩3～4次。

14. 眼

〔取穴〕双脚第二趾与第三趾中间跟部位置，右眼反射区在左脚上，左眼反身区在右脚上（图1—14）。

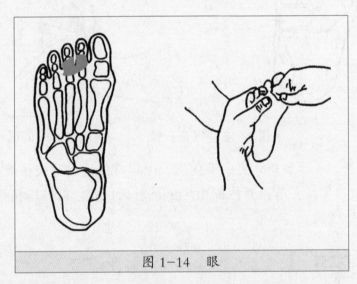

图1—14　眼

〔主治〕眼神经疾病、各种眼疾（结膜炎、角膜炎、近视、老花、远视、怕光、流泪、青光眼、白内障）、眼底出血。

〔手法〕以一手持脚，另一手半握拳，食指弯曲，以食指第一指间关节顶点施力，在该反射区定点按压5～6次。

15. 耳

〔取穴〕双脚第四趾与第五趾骨中间根部位置，右耳反射区在左脚上，左耳反射区在右脚上（图1—15）。

〔主治〕各种耳病（耳疡、耳发炎、耳鸣、耳下腺炎、重听）。

〔手法〕以一手持脚，另一手半握拳，食指弯曲，以食指第一指间关节顶点施力，在该反射区定点按压5～6次。

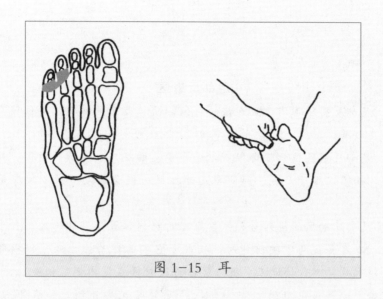

图 1-15　耳

16. 斜方肌（僧帽肌）

〔**取穴**〕双脚脚底在眼、耳反射区下方，自第一趾骨起至外侧反射区外成带状，宽程约一指幅，右侧斜方肌在右脚反射区上，左侧斜方肌在左脚反射区上（图 1-16）。

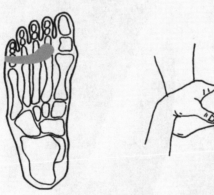

图 1-16　斜方肌（僧帽肌）

〔**主治**〕颈肩酸痛、手无力、手酸麻、睡眠不足引起之酸痛。

〔**手法**〕以一手持脚，另一手半握拳，以食指第一指间关节顶点施力，在该反射区由外侧（足小趾一侧）向内侧（足拇趾一侧）按摩 4～5 次。

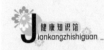

足部按摩祛百病

足部反射区

1. 足部反射区不同于呈点状的穴位，面积大而呈片状，定位稍有偏离也能产生效果。

2. 足部反射区位于膝部以下，遍布于足的足底、足背、内侧、外侧以及小腿，而不仅限于足底。因此把足部按摩一概称为足"底"按摩是不确切的。

3. 足部反射区的排列与人体各器官的解剖位置基本相一致。当于坐位或卧位，双足并拢两下肢前伸时，相当于它们面对着你坐着。拇指部是头部；足跟部是臀部；接近正中线的器官的反射区在足内侧，如脊柱、子宫、前列腺等；远离正中线的器官和部位的反射区在足外侧，如肩部、卵巢、睾丸等。

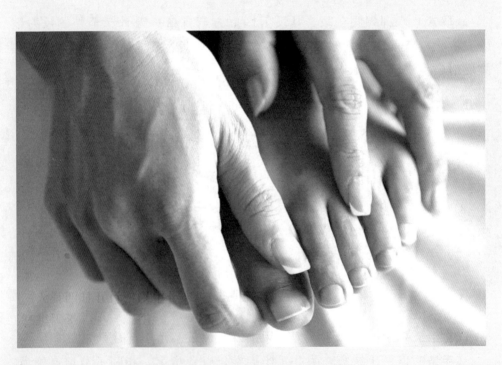

17. 肺及支气管

〔取穴〕双脚斜方肌反射区下方，自甲状腺反射区向外成带状到脚底外侧肩下方，约一指幅宽。右肺之反射区在右脚上，左肺之反射区在左脚上（图1—17）。

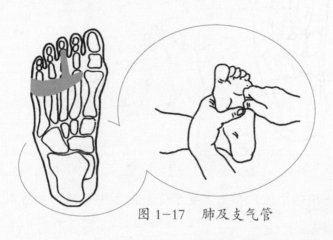

图1—17　肺及支气管

〔主治〕肺病、肺炎、支气管炎、肺结核、肺气肿、胸闷。

〔手法〕以一手持脚，另一手半握拳，食指弯曲，以食指第一指间关节顶点施力，自内侧（拇趾一侧）向外侧（小趾一侧）按摩4～5次。对支气管敏感带改用拇指指端施力按摩。

18. 心脏

〔取穴〕左脚脚掌第四跖骨与第五跖骨间，在肺反射区下方处（图1—18）。

〔主治〕心脏痉挛、心绞痛、心力衰竭、心律不整、心脏缺损，先天性或后天性心脏病，循环疾病、狭心病。

〔手法〕

轻手法：以拇指指腹自脚跟向脚趾方向推按。

中手法：以食指第二指节背面向脚趾方向推按。

重手法：以一手持脚，另一手半握拳，食指弯曲，以食指第一指间关节顶点施力，由脚跟向脚趾方向按摩3～4次。

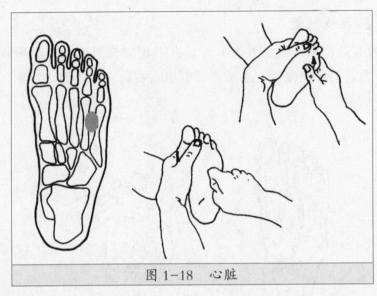

图 1-18　心脏

施术时先用轻手法，如患者能承受，再用中手法，如患者无异状，再用重手法。

19. 脾脏

〔取穴〕左脚脚掌心脏反射区下方约一指幅宽之区域（图 1-19）。

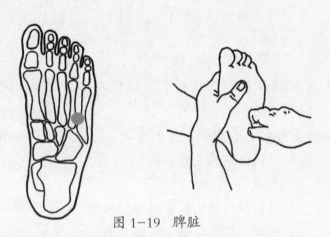

图 1-19　脾脏

〔主治〕血红素不够引起贫血、食欲不良、感冒、发炎、癌症等。

〔手法〕以一手持脚，另一手半握拳，食指弯曲，以食指第一指间关节顶点施力，定点按摩3～4次。

20．胃

〔取穴〕双脚掌第一趾骨与跖骨关节下方约一拇指幅宽（图1-20）。

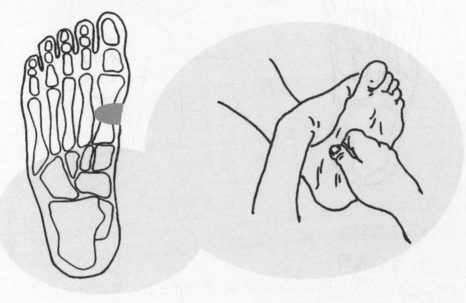

图1-20　胃

〔主治〕胃痛、胃胀、胃闷、胃酸、消化不良、急慢性胃炎、胃下垂。

〔手法〕以一手持脚，另一手半握拳，食指弯曲，以食指第一指间关节顶点施力，由脚趾向脚跟方向按摩3～4次。

21．胰脏

〔取穴〕双脚脚掌胃反射区与十二指肠反射区交连处，有如扁豆状（图1-21）。

〔主治〕糖尿病、新陈代谢等疾病、胰囊肿。

〔手法〕以一手持脚，另一手半握拳，食指弯曲，以食指第一指间关节顶点施力，由脚趾向脚跟方向按摩3～4次。

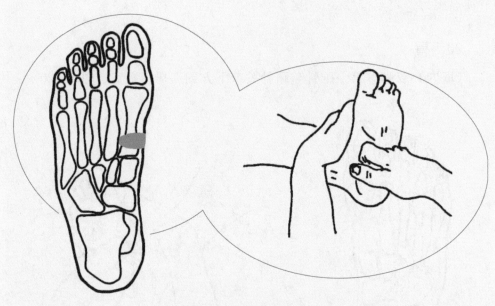

图 1-21 胰脏

22. 十二指肠

〔取穴〕双脚脚掌第一趾骨与跖骨关节下方，胃反射区的下方（图 1-22）。

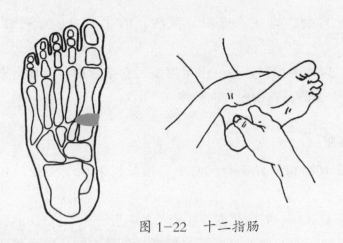

图 1-22 十二指肠

〔主治〕腹部饱胀、消化不良、十二指肠溃疡。

〔**手法**〕以一手持脚，另一手半握拳，食指弯曲，以食指第一指间关节顶点施力，由脚趾向脚跟方向按摩3～4次。

23．小肠

〔**取穴**〕双脚脚掌跖骨、楔骨部位至脚跟骨止凹入区域，为上行、横行、下行与直肠所包围（图1—23）。

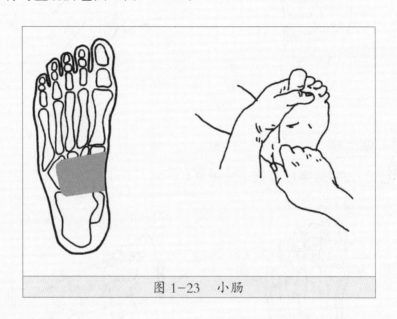

图1—23　小肠

〔**主治**〕胃肠气、腹泻、腹部闷痛、疲倦、紧张、急慢性肠炎。

〔**手法**〕以一手持脚，另一手半握拳，食指、中指弯曲，以食指和中指的第一指间关节顶点施力，由脚趾向脚跟方向按摩4～5次。

24．横结肠

〔**取穴**〕双脚脚掌中间，横越脚掌成一带状区域（图1—24）。

〔**主治**〕便秘、腹泻、腹痛。

〔**手法**〕以一手持脚，另一手半握拳，食指弯曲，以食指第一指间关节顶点施力。左脚由内侧向外侧按摩，右脚由外侧向内侧按摩3～4次。

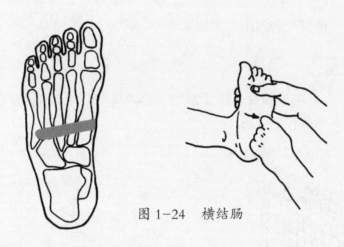

图 1-24　横结肠

25. 降结肠

〔**取穴**〕左脚脚掌跟骨前缘外侧带状区域（图 1-25）。

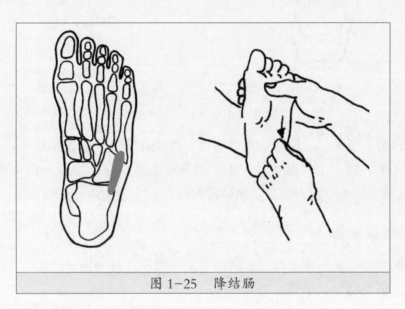

图 1-25　降结肠

〔**主治**〕便秘、腹泻、腹痛。

〔**手法**〕以一手持脚，另一手半握拳，食指弯曲，以食指第一指间关节顶点施力，由脚趾向脚跟方向按摩 3～4 次。

26．乙状结肠及直肠

〔取穴〕左脚脚掌跟骨前缘成一横带状（图1—26）。

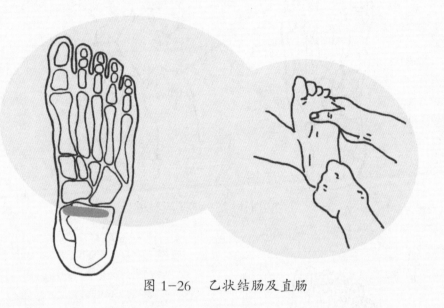

图1—26　乙状结肠及直肠

〔主治〕乙状结肠及直肠疾患，如乙状结肠及直肠炎症、息肉、便秘等。

〔手法〕以一手持脚，另一手半握拳，食指弯曲，以食指第一指间关节顶点施力，由外侧向内侧按摩3～4次。

27．肛门

〔取穴〕左脚脚掌跟骨前缘乙状结肠及直肠反射区的末端（图1—27）。

〔主治〕便秘、痔疮、瘘管等。

〔手法〕以一手持脚，另一手半握拳，食指弯曲，以食指第一指关节顶点施力，定点按摩3～4次。

28．肝脏

〔取穴〕右脚脚掌第四跖骨与第五跖骨之间，在肺反射区下方（图1—28）。

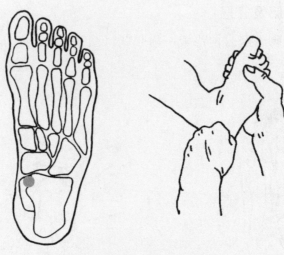

图 1-27 肛门

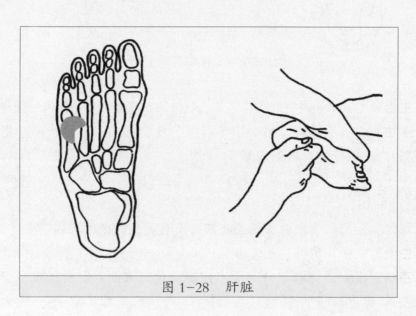

图 1-28 肝脏

〔**主治**〕肝病、肝硬化、肝功能不良、肝炎、肝斑、肝肿大、肝脏功能失调造成的营养不良症、易疲劳等。

〔**手法**〕以一手持脚，另一手半握拳，食指弯曲，以食指第一关节顶点施力，向脚趾方向按摩 3～4 次。

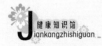

十二指肠溃疡的防治

胃、十二指肠溃疡是一种常见病。常因情绪波动、过度劳累、饮食失调、吸烟、酗酒、某些药物的不良作用诱发。十二指肠溃疡患者应注意：

（1）应规律进餐，可以少量多次，并避免粗糙、过冷、过热和刺激性大的饮食，如辛辣食物、浓茶、咖啡等。

（2）戒烟限酒。

（3）缓解精神紧张。

（4）必要时使用药物促使溃疡加速愈合。有些药物能够使胃酸分泌减少，有些药物会给溃疡面敷上一层诸如铝盐或蛋白质的保护膜；应禁用能损伤胃黏膜的药物如阿司匹林、消炎痛、保泰松等。

腰椎间盘突出症的预防

腰椎间盘突出症是在退行性变基础上积累伤所致，积累伤又会加重椎间盘的退变，因此预防的重点在于减少积累伤。平时要有良好的坐姿，睡眠时的床不宜太软。长期伏案工作者需要注意桌、椅高度，定期改变姿势。职业工作中需要常弯腰动作者，应定时伸腰、挺胸活动，并使用宽的腰带。应加强腰背肌训练，增强脊柱的内在稳定性，长期使用腰围者，尤其需要注意腰背肌锻炼，以防止失用性肌肉萎缩带来不良后果。如需弯腰取物，最好采用屈髋、屈膝下蹲方式，减少对腰椎间盘后方的压力。

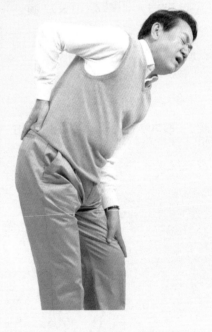

29．胆囊

〔**取穴**〕右脚脚掌第三跖骨与第四跖骨之间，在肺反射区下方，肝脏反射区内（图1—29）。

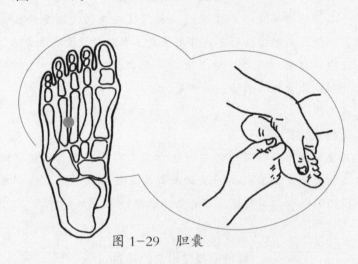

图1—29　胆囊

〔**主治**〕胆结石、黄疸病、消化不良、胆囊炎。

〔**手法**〕以一手持脚，另一手半握拳，食指弯曲，以食指第一指间关节顶点施力，定点向深部按压3～4次。

30．升结肠

〔**取穴**〕右脚脚掌小肠反射区外侧成一带状区域（图1—30）。

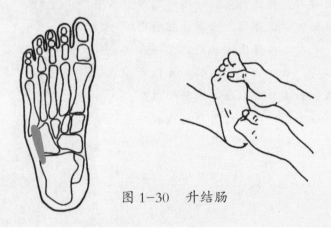

图1—30　升结肠

〔**主治**〕便秘、腹泻、腹痛。

〔**手法**〕以一手持脚，另一手半握拳，食指弯曲，以食指第一指间关节顶点施力，由脚跟向脚趾方向按摩3～4次。

31. 腹腔神经丛

〔**取穴**〕双脚脚掌中心，分布在肾脏反射区与胃反射区附近位置（图1－31）。

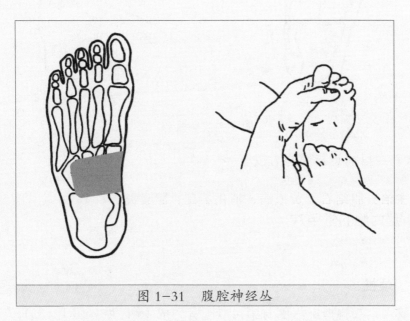

图1-31　腹腔神经丛

〔**主治**〕神经性胃肠病症，如胀气、腹泻、气闷、烦恼等。

〔**手法**〕以一手持脚，另一手半握拳，食指弯曲，以食指第一指间关节顶点施力，由脚跟向脚趾方向挑刮5～6次。

32. 生殖腺

〔**取穴**〕双脚脚掌跟骨正中央部位区域，另一位置在跟骨外侧区域（图1－32）。

〔**主治**〕性功能障碍、不孕症、发育迟缓、女性之月经前紧张、月经困难、血带、排卵时腹痛等。

〔**手法**〕以拇指固定，食指弯曲呈镰刀状，以食指内侧缘施力按摩

足部按摩祛百病

足部按摩祛百病

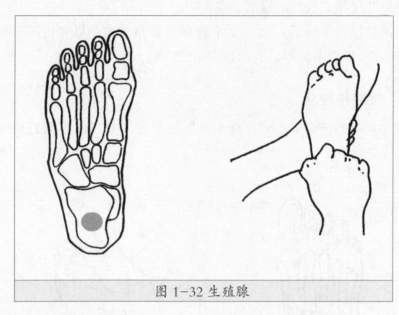

图 1-32 生殖腺

3～4次；或以拇指指腹施力按摩 3～4 次。

 足内侧的常用穴

1. 颈椎

〔**取穴**〕双脚拇趾内侧与第二节趾骨约成 45°区域（图 1-33）。

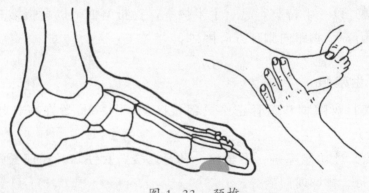

图 1-33　颈椎

〔**主治**〕因生活或工作压力造成的颈项负荷过重、循环障碍紧张、颈项僵硬、颈项酸痛。

〔**手法**〕以一手握脚，另一手食指、中指弯曲成钳状夹住被施术的拇趾，以食指第二节指骨内侧固定于反射区位置，以拇指在其上加压，定点按压3～4次。

2. 胸椎

〔**取穴**〕双脚足弓内侧缘跖骨下方从跖趾关节直到楔骨关节止（图1－34）。

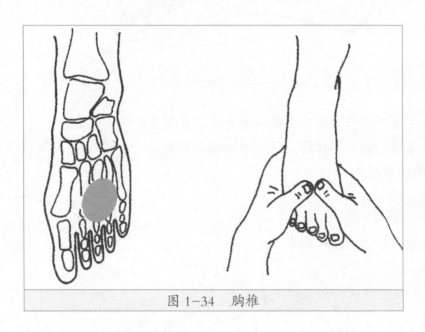

图1－34　胸椎

〔**主治**〕肩背酸痛、胸椎骨刺、椎间盘突出及其他胸椎疾患。

〔**手法**〕以一手握脚，另一手的拇指指腹施力，沿着足弓内侧缘从脚趾向脚跟随方向按摩3～4次。

3. 腰椎

〔**取穴**〕双脚足弓内侧缘楔骨至舟骨下方。前接胸椎反射区，下连骶骨反射区（图1－35）。

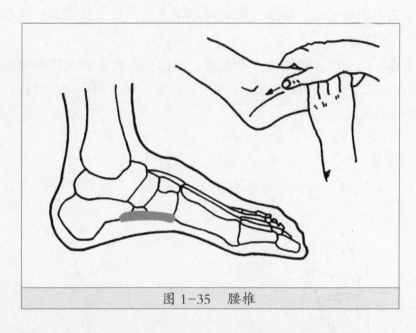

图 1—35　腰椎

〔**主治**〕腰背酸痛、腰椎间盘突出、骨刺及腰椎其他疾患。

〔**手法**〕以一手握脚，另一手的拇指指腹施力，沿足弓内侧缘从脚趾向脚跟方向按摩 3～4 次。

4. 骶骨

〔**取穴**〕双脚足弓内侧缘距骨下方到跟骨止，前接腰椎反射区，后连尾骨反射区（图1—36）。

〔**主治**〕骶骨骨刺、骶椎受伤、坐骨神经痛等。

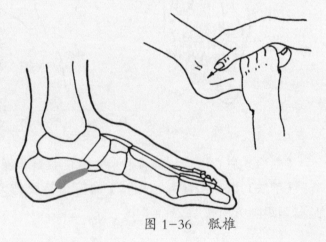

图 1—36　骶椎

〔**手法**〕以一手握脚，另一手拇指指腹施力，沿足弓内侧缘向脚跟方向按摩 3～4 次。

5. 尾骨内侧

〔**取穴**〕双脚脚掌内侧，沿跟骨结节后方内侧成一带状区域（图1—37）。

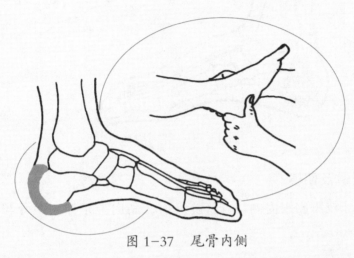

图 1-37　尾骨内侧

〔**主治**〕坐骨神经痛、尾骨受伤后遗症。

〔**手法**〕一手握脚，另一手拇指固定在脚掌跟部，食指弯曲呈镰刀状，以食指内侧缘施力，沿脚后跟自上而下刮压至足跟内侧，在该处改以食指第一指间关节顶点施力，进行定点按压轻轻抬起，再沿着足跟内侧缘向脚趾方向按摩，共做 3 次。

6. 前列腺或子宫

〔**取穴**〕脚跟骨内侧，踝骨后下方的三角形区域。前列腺或子宫的敏感点在三角形直角顶点附近，子宫颈的敏感点在三角形斜边的上段，尿道及阴道反射区尽头处（图1—38）。

〔**主治**〕男性：前列腺炎、前列腺肥大、尿频、排尿困难、尿血、尿道疼痛。女性：子宫肌瘤、痛经、月经不调、子宫下垂及其他子宫疾患。

〔**手法**〕以拇指固定，食指弯曲呈镰刀状，以食指内侧缘施力刮压3～4次；或以拇指指腹施力按摩 3～4 次。

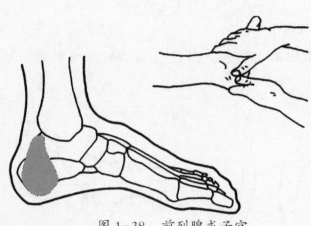

图 1-38　前列腺或子宫

7. 尿道及阴道

〔**取穴**〕双脚脚跟内侧，自膀胱反射区斜向上延伸到距骨与舟骨的间缝（图 1-39）。

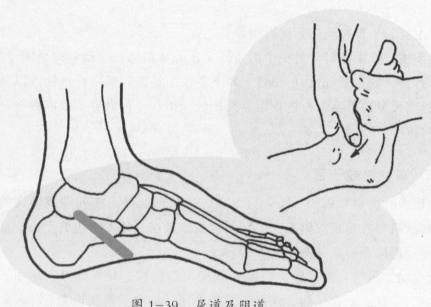

图 1-39　尿道及阴道

〔**主治**〕尿道发炎、阴道炎、尿路感染、排尿困难、尿频、尿失禁、遗尿等。

〔**手法**〕以一手握脚，另一手食指弯曲呈镰刀状，以食指内侧缘施力，自膀胱反射区斜向上刮压3～4次。

8. 髋关节

〔**取穴**〕双脚内踝下缘及双脚外踝下缘，共4个位置（图1-40）。

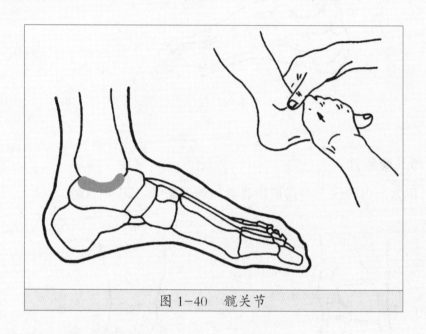

图1-40　髋关节

〔**主治**〕髋关节痛、坐骨神经痛、腰背痛等。

〔**手法**〕以一手握脚，另一手拇指指腹施力，分别着力于踝内、外踝下缘，由前向后推按3～5次。

9. 直肠及肛门

〔**取穴**〕胫骨内侧后方，趾长屈肌腱间，从踝骨后方向上延伸四横指成一带状区域（图1-41）。

〔**主治**〕痔疮、便秘、直肠炎症等。

〔**手法**〕以一手握脚，另一手拇指指腹施力，自踝骨后方向上推按3～5次。

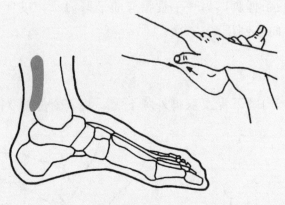

图 1-41 直肠及肛门

10. 腹股沟

〔取穴〕内踝尖上方两横指胫骨内侧凹陷处（图 1—42）。

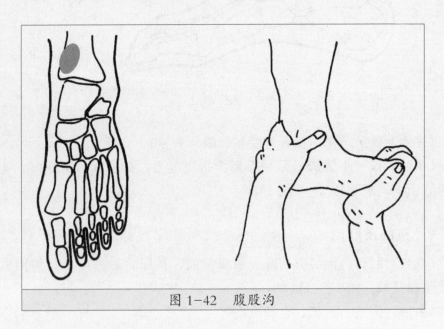

图 1-42　腹股沟

〔主治〕生殖系统疾患、疝。

〔手法〕以一手握脚，另一手拇指指腹施力，定点按摩 3～4 次。

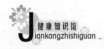

足部按摩的良性反应

在足部按摩一个疗程后（5～10次），人体除得到相应的治疗保健作用外，还会出现一些特殊反应。临床经验证实，这些反应都属正常的良性反应，不应因此中断足部按摩。

（1）睡眠加深。在按摩过程中人感到疲倦，想睡觉。夜里睡眠加深，多梦等。此反应表示机体的生理功能正在进行自我调整，处于"保护性抑制"状态中。

（2）出汗增加。经按摩后足部出汗增加，有汗臭味。出汗增加有利于体内毒素和代谢产物的排出。足部出汗增加说明足部的血液循环已得到改善。

（3）排尿增多。足部按摩过程中，患者排尿增多，伴有奇臭，如将尿液放置一段时间后会出现沉淀物，这说明体内毒素和代谢产物得到排除。

（4）大便次数增加。足部按摩后，患者大便的次数和量明显增加，臭味也浓烈，排气加剧甚至治疗时就会肛门排气。这说明按摩后患者的肠蠕动加强，对于消除腑气不畅所引起的病症大有帮助。

（5）鼻黏膜、眼、气管等的分泌物增多。

（6）女性出现白带，或白带的量和异味增加。

（7）出现口渴，饮水量加大。

（8）严重的肾肝病患者经足部按摩后，在按摩初期，小便可能会变成黑色或红色。这是通阳泻毒、泌清别浊的现象，继续按摩下去，会自然恢复正常。

（9）背痛的患者，经按摩后会感到背部更痛。但痛过几日后，疼痛会大减。这是按摩后血流加速，疏通经络时所产生的反应。

（10）静脉曲张按摩后，静脉会更加明显增粗。这是活血化淤、推陈出新的效应，应坚持继续按摩，不要间断。

（11）有的患者经按摩后，足踝会肿胀，特别是有淋巴回流障碍的患者继续按摩下去，待体液畅通后，肿胀会自然消失。

（12）发热现象。这是由于按摩淋巴结反射区而引起的免疫反应，说明体内潜伏的病灶被激发，仍可继续按摩。

（13）反射区的压痛反应更加明显，或病变器官病灶加剧，继续按摩3～5日，症状自行消除。

11. 下身淋巴腺

〔**取穴**〕双脚内侧脚踝骨前，由距骨、舟骨间构成的凹陷部分（图 1—43）。

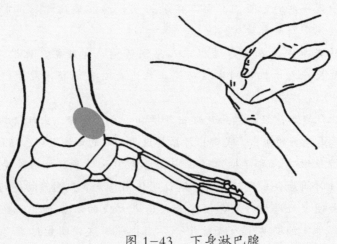

图 1-43　下身淋巴腺

〔**主治**〕各种炎症、发烧、水肿、囊肿、肌瘤、蜂窝组织炎、增强免疫抗癌能力。

〔**手法**〕以一手持脚，另一手半握拳，食指弯曲，以食指第一指间关节顶点施力，定点按摩 3～4 次。

 足外侧的常用穴

1. 尾骨外侧

〔**取穴**〕双脚脚掌外侧，沿跟骨结节后方外侧成一带状区域（图 1—44）。

〔**主治**〕坐骨神经痛、尾骨受伤后遗症。

〔**手法**〕以一手持脚，另一手拇指固定在脚掌根部，食指弯曲呈镰刀状，以食指内侧缘施力，沿脚后跟自上而下刮压至足跟部外侧，在该处改

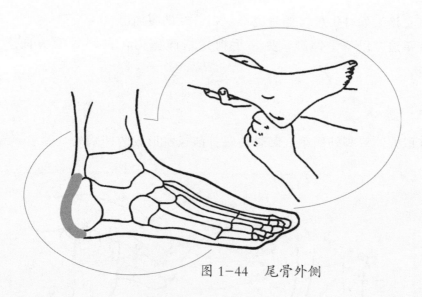

图 1-44　尾骨外侧

以食指第一指间关节顶点施力,进行定点按压后轻轻抬起,再沿着足跟外侧缘向脚趾方向按压止于膝反射区,共做 3 次。

2.　下腹部

〔**取穴**〕双脚腓骨外侧后方,自脚踝骨后方向上延伸四横指成一带状区域(图 1-45)。

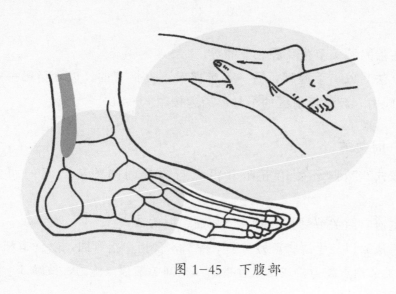

图 1-45　下腹部

〔**主治**〕妇科疾患，如月经不规则、经期腹痛等。

〔**手法**〕以一手握脚，另一手拇指指腹施力，自踝骨后方向上推按3～5次。

3. 膝

〔**取穴**〕双脚外侧第五跖骨与跟骨前缘所形成的凹陷处（图1—46）。

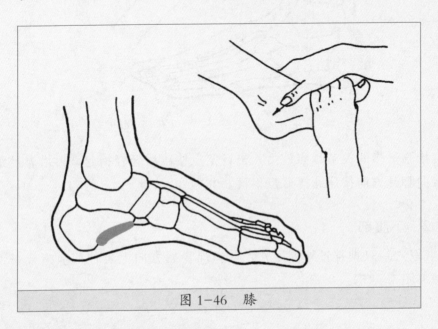

图1—46 膝

〔**主治**〕膝关节炎、膝关节痛等。

〔**手法**〕以一手握脚，另一手半握拳，食指弯曲，以食指第一指间关节顶点施力，环绕反射区的半月形周边按摩3～4次。

4. 肘关节

〔**取穴**〕双脚外侧第五跖骨粗隆与骰骨间的关节凸起的两侧（图1—47）。

〔**主治**〕肘关节受伤、肘关节酸痛、肘关节炎。

〔**手法**〕以一手持脚，另一手半握拳，食指中指弯曲，以食指和中指第一指间关节顶点施力，或只以食指第一指间关节顶点施力，按摩3～4次。

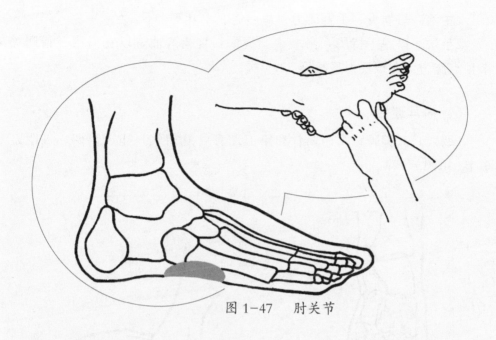

图 1-47　肘关节

5. 肩关节

〔**取穴**〕双脚脚掌外侧第五跖趾关节外（图 1-48）。

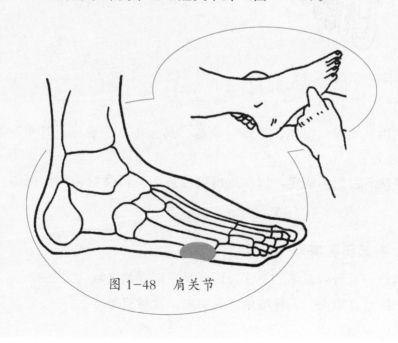

图 1-48　肩关节

足部按摩祛百病

〔主治〕肩周炎、手臂无力、肩酸痛、手麻等。

〔手法〕以一手持脚，另一手半握拳，食指弯曲，以食指第一指间关节顶点施力，在该反射区按摩3～4次。

6．内耳迷路

〔取穴〕双脚脚背第四跖骨和第五跖骨骨缝前端，止于第四、五距趾关节（图1—49）。

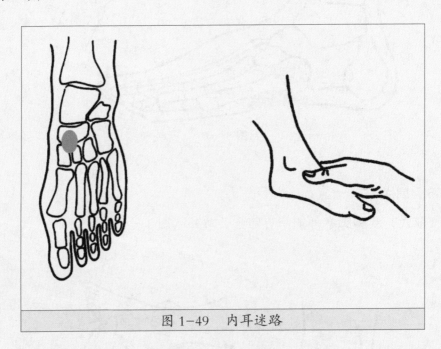

图1—49　内耳迷路

〔主治〕头晕、眼花、晕车、晕船、高血压、低血压、耳鸣、平衡障碍、昏迷等。

〔手法〕以拇指固定，以食指内侧缘施力，沿骨缝向脚中间方向按摩3～4次。

7．胸部和乳房

〔取穴〕双脚脚背第二、三、四趾骨所形成的区域（图1—50）。

〔主治〕乳腺炎、乳腺增生、乳腺癌、食管疾患等。

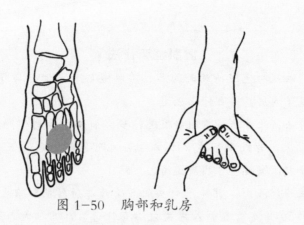

图 1-50　胸部和乳房

〔手法〕以拇指指腹施力，由脚趾向脚背方向推按3～4次。

8.膈（横膈膜）

〔取穴〕双脚脚背跖骨、楔骨、骰骨关节处，横跨脚背形成一带状区域（图1-51）。

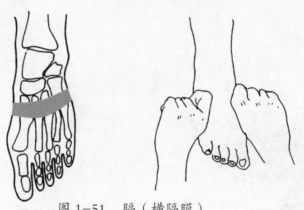

图 1-51　膈（横隔膜）

〔主治〕打嗝、腹胀、腹痛、恶心、呕吐、膈肌痉挛、横膈膜疝气等。

〔手法〕双手食指弯曲呈镰刀状，以两手食指内侧缘同时施力，自脚背中央向两侧刮按3～4次。

足部按摩祛百病

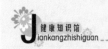

足部按摩祛百病

膈肌痉挛疗法

①一般疗法：对呃逆持续时间长、难以缓解者可试行屏气饮冷开水或采用重复呼吸等方法，多可停止呃逆。

②针刺疗法：此方法目前国内报道较多，如分别针刺少商穴、迎香穴、双侧膈俞穴1次，有效率可达90％以上；也可同时针刺足三里、三阴交，配内关、太冲穴，缓解率可明显提高。

③穴位注药疗法：a. 用7号针头的5毫升注射器抽取维生素 B_1 100毫克及维生素 B_6 50毫克垂直刺入内关穴，有针感后，回抽无血即快速注药，每穴注射2毫升。无效者于2小时后重复1次，有效率达95.83％。b. 用注射器抽取阿托品0.5毫克，垂直刺入足三里穴1.5～2.0厘米，经强刺激患者感到酸胀后，缓注0.25毫克。同法再于另一侧足三里穴，有效率可达90％。c. 同上述方法还可用维生素 K_3、普鲁卡因、异丙嗪等药物注射亦多能收到良好效果。

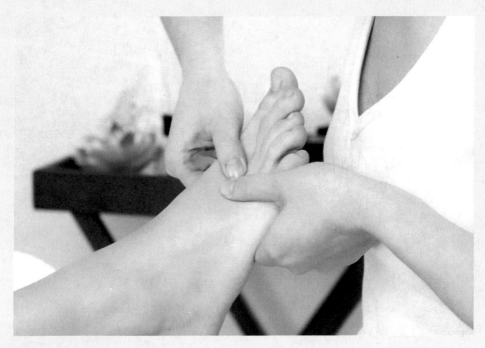

9. 肋骨

〔**取穴**〕内侧肋骨反射区位于双脚脚背第一楔骨与舟骨间。外侧肋骨反射区在骰骨、舟骨和距骨间（图1—52、1—53）。

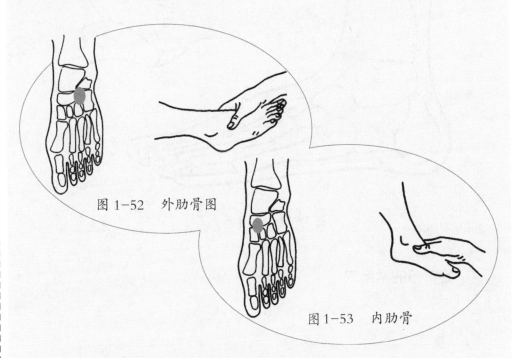

图1—52　外肋骨图

图1—53　内肋骨

〔**主治**〕肋骨的各种病变、胸闷、肋膜炎等。

〔**手法**〕以一手握脚，另一手的拇指指腹施力，定点按压3次。

10. 上身淋巴腺

〔**取穴**〕双脚外侧脚踝骨前，由距骨、舟骨构成的凹陷部位（图1—54）。

〔**主治**〕各种炎症、发烧、囊肿、肌瘤、蜂窝组织炎，增强免疫抗癌能力。

〔**手法**〕以一手持脚，另一手半握拳，食指弯曲，以食指第一指间关节顶点施力，定点按摩3～4次。

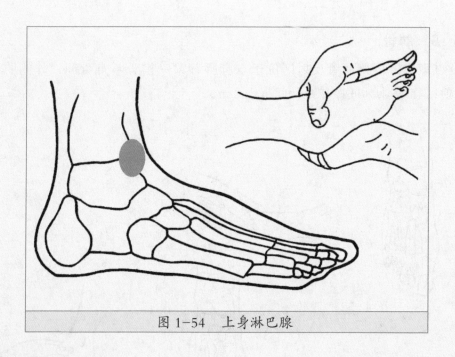

图 1-54　上身淋巴腺

 足背部的常用穴　　▶▶▶

1．鼻

〔**取穴**〕双脚拇趾肉球内侧延伸到拇趾趾甲的根部，第一趾间关节前。右鼻的反射区在左脚上，左鼻的反射区在右脚上（图 1-55）。

〔**主治**〕急慢性鼻炎、鼻出血、各种鼻病（过敏性鼻炎、鼻蓄脓、鼻窦炎、鼻塞等）。

〔**手法**〕以一手握脚，另一手的拇指指腹施力，定点按压 3 次。

2．颈项

〔**取穴**〕双脚拇趾第二关节底部与脚趾内侧 45°区域，靠第一关节下方（图 1-56）。

〔**主治**〕颈部酸痛、颈部僵硬、扭伤、拉伤害、高血压、落枕、颈部循环障碍。

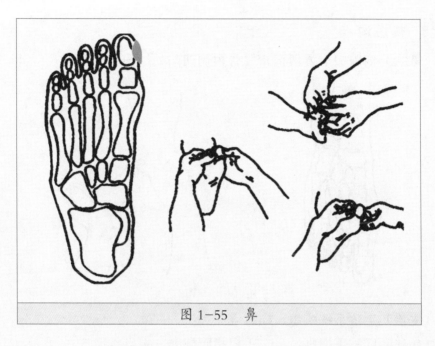

图 1-55 鼻

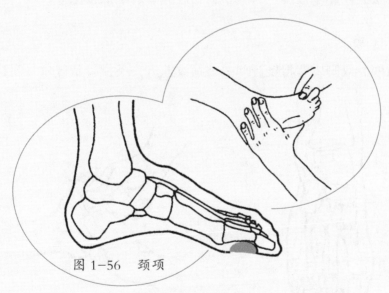

图 1-56 颈项

〔**手法**〕以一手握脚，另一手拇指指端施力，沿着足拇趾根部，自足背至足拇趾与第二趾间缝再至足底按摩 3～4 次（敏感点在足背拇趾部靠近第二趾侧）。

3. 腹股沟

〔取穴〕内踝尖上方两横指胫骨内侧凹陷处（图1—57）。

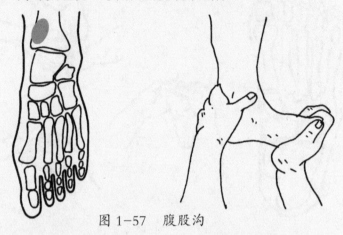

图1—57　腹股沟

〔主治〕生殖系统疾患、疝。

〔手法〕以一手握脚，另一手拇指腹施力，定点按摩3～4次。

4. 上颌

〔取穴〕双脚脚背拇趾趾间关节横纹前方一条横带状区域（图1—58）。

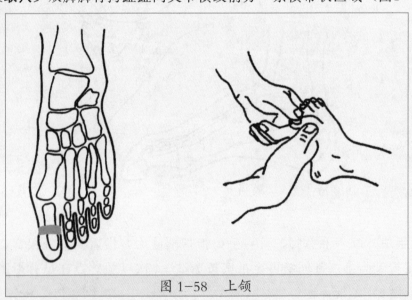

图1—58　上颌

〔**主治**〕牙痛、口腔发炎、牙周病、牙龈炎、味觉障碍、打鼾等。

〔**手法**〕以拇指指端施力，或以一手持脚，另一手半握拳，食指弯曲，以食指第一指间关节顶点施力，由内向外按摩 3～4 次。

5．下颌

〔**取穴**〕双脚脚背拇趾趾间关节横纹后方成一条横带状区域（图 1—59）。

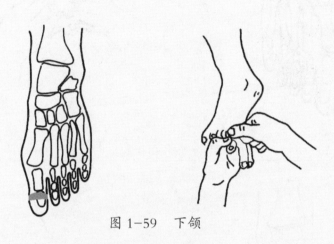

图 1-59　下颌

〔**主治**〕牙痛、口腔发炎、牙周病、牙龈炎、味觉障碍、打鼾等。

〔**手法**〕以拇指指端施力，或以一手持脚，另一手半握拳，食指弯曲，以食指第一指间关节顶点施力，由内向外按摩 3～4 次。

6．扁桃腺

〔**取穴**〕双脚脚背拇趾第二节上，肌腱的左右两边（图 1—60）。

〔**主治**〕上呼吸道感染、扁桃体炎症（扁桃体肿胀、化脓、肥大等）。

〔**手法**〕以双手拇指指端同时施力，或以一手握脚，另一手食指第一指间关节顶点施力，或以一手握脚，另一手食指第一指间关节顶点施力，定点按摩 3～5 次。

7．喉、气管及食管

〔**取穴**〕双脚脚背第一、第二跖趾关节处（图 1—61）。

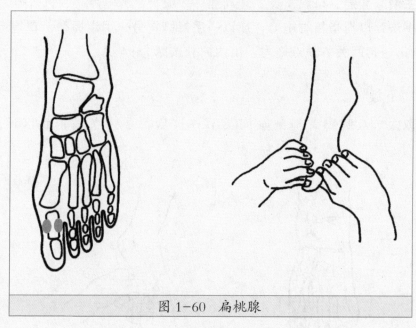

图 1-60　扁桃腺

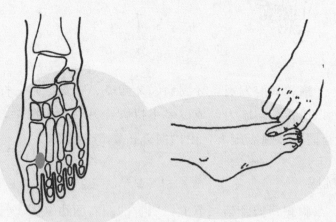

图 1-61　喉、气管及食管

〔**主治**〕咽炎、喉痛、咳嗽、气喘、气管炎、上呼吸道感染、声音微弱、嘶哑、食管疾患、支气管疾患。

〔**手法**〕以拇指固定，以食指内侧缘施力，自关节处向趾间按摩3～4次。

8. 胸部淋巴腺

〔取穴〕双脚脚背第一跖骨与第二跖骨间缝处（图1—62）。

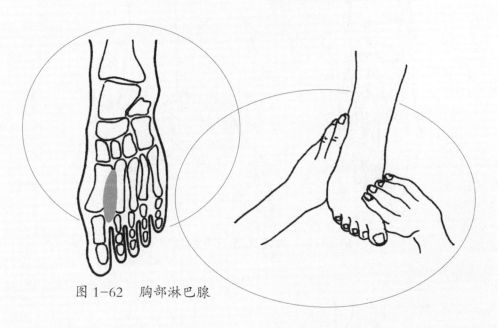

图 1-62　胸部淋巴腺

〔主治〕各种炎症、发烧、囊肿，可增强免疫抗癌能力。

〔手法〕以拇指固定，以食指内侧缘施力，沿骨缝向脚趾尖方向按摩3～4次。

9. 内耳迷路（平衡器官）

〔取穴〕双脚脚背第四跖骨和第五跖骨骨缝前端，止于第四、五距趾关节（图1—63）。

〔主治〕头晕、眼花、晕车、晕船、高血压、低血压、耳鸣、平衡障碍、昏迷等。

〔手法〕以拇指固定，以食指内侧缘施力，沿骨缝向脚中间方向按摩3～4次。

10. 胸部和乳房

〔取穴〕双脚脚背第二、三、四趾骨所形成的区域（图1—64）。

足部按摩祛百病

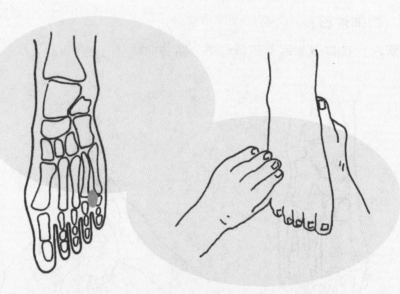

图 1-63　内耳迷路（平衡器官）

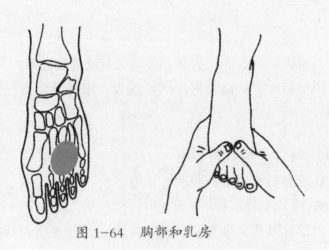

图 1-64　胸部和乳房

〔**主治**〕乳腺炎、乳腺增生、乳腺癌、食管疾患等。

〔**手法**〕以双手拇指指腹施力，由脚趾向脚背方肋骨。

11. 膈（横膈膜）

〔**取穴**〕双脚脚背跖骨、楔骨、骰骨关节处，横跨脚背形成一带状区域（图 1-65）。

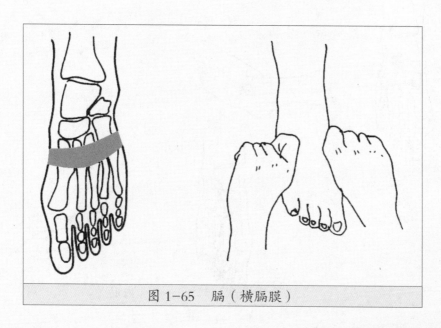

图 1-65　膈（横膈膜）

〔主治〕打嗝、腹胀、腹痛、恶心、呕吐、膈肌痉挛、横膈膜疝气等。

〔手法〕双手食指弯曲呈镰刀状，以两手食指内侧缘同时施力，自脚背中央向两侧刮按 3～4 次。

12．肋骨

〔取穴〕内侧肋骨反射区位于双脚脚背第一楔骨与舟骨间。外侧肋骨反射区在骰骨、舟骨和距骨间（图 1-66、1-67）。

〔主治〕肋骨的各种病变、胸闷、肋膜炎等。

〔手法〕以一手握脚，另一手的拇指指腹施力，定点按压 3 次。

13．下身淋巴腺

〔取穴〕双脚内侧脚踝骨前，由距骨、舟骨间构成的凹陷部分（图 1-68）。

〔主治〕各种炎症、发烧、水肿、囊肿、肌瘤、蜂窝组织炎、增强免疫抗癌能力。

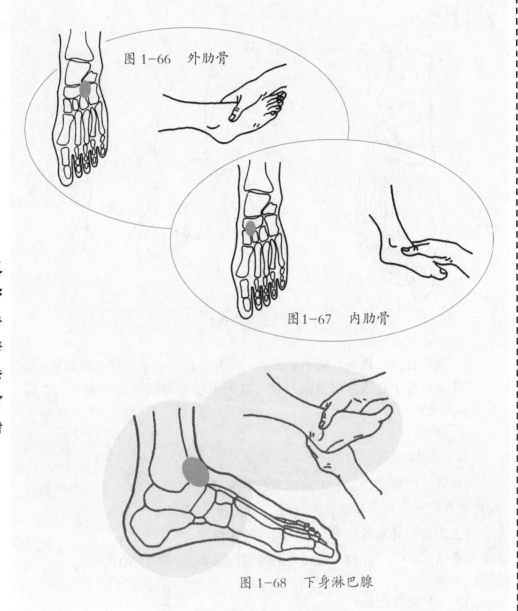

图 1-66　外肋骨

图 1-67　内肋骨

图 1-68　下身淋巴腺

〔**手法**〕以一手持脚，另一手半握拳，食指弯曲，以食指第一指间关节顶点施力，定点按摩 3～4 次。

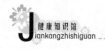

足底按摩不是越痛越好

足疗业一直有"痛则不通，通则不痛"的说法，这使得许多人都认为，足底按摩只有按痛了才能有效。其实，足底按摩不是越疼越好。

1. 足底按摩师个别未经培训

虽然足部按摩是要有专业技术的，足疗按摩师应当懂得一定的医学知识，要能摸准人体穴位。但实际上现在个别足疗按摩师，训练时间不长，甚至是未经培训、文化水平不高的临时人员。这些人员没有多少医学知识，足部穴位也掌握不准，有些人只是由足疗店老板进行简单的培训，依样画葫芦地学上一阵，就"速成"上岗了。所以，这些不规范的从业人员根本不懂得正规的足疗方法，在按摩时就只知道使劲地揉捏，让顾客觉得疼痛。

2. 按摩手法不当可能形成栓塞

足底按摩是传统医学中独特的治疗方法之一，是运用不同的手法，刺激人体双足的反射区，产生神经反射作用，来调节机体内环境的平衡，加

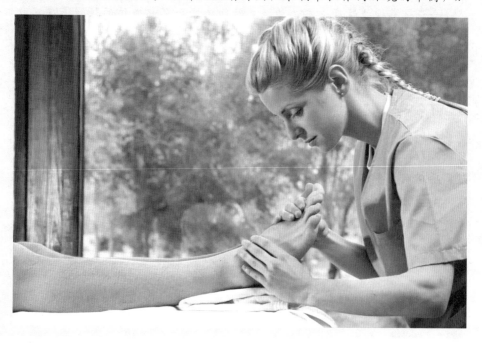

足部按摩祛百病

119

速血液循环，促进内分泌功能，加强机体的新陈代谢，达到保健的目的。

但做足底按摩一定要慎重。因为人的一只脚上就有六十多个穴位，人体的主要器官在脚上都有相应的反射区，如果按摩手法不当，就会影响这些器官的健康。一些长期从事案头工作的白领都有着不同程度的下肢静脉栓塞，血液流通不畅，如果按摩师过用力、手法不正确的话，很容易把本来就在下肢形成了栓塞的"栓子"挤下来，并通过血液流到人体的其他地方造成更大危害。即使原本没有栓塞的人，如果按摩师用力不当，外力也会损伤血管内皮，从而形成栓塞。

3. 按摩用力过大当心肌肉损伤

除了手法外，用力的程度在足底按摩中也非常重要。越痛越好的脚底按摩是错误的观念。足底按摩用力大，不但容易引起被按摩部位内出血，还可能造成组织发炎、化脓，效果也不理想。

这是因为按摩力度的大小和疗效有密切的关系，力度太小，达不到有痛感的最小刺激量，则无法达到预期的效果；力度过大，会造成强烈的疼痛和肌肉的损伤、神经的紧张，也可能引起自抑作用或神经麻木，使得按摩所产生的神经传输信号无法改变病理反应所发出的紊乱传输信号。强忍疼痛会让交感神经过度兴奋，神经长时间绷紧会引起情绪的烦躁不安，效果反而不理想。

4. 足底按摩力度依据个人耐力

那么正确的足底按摩方法是什么呢？专家表示，一般指压力度在3～5千克，而且必须根据个人的忍耐度，在个人能承受的最大限度内，取得最好的效果，由轻到重，慢而有规律地尝试，感觉到安全、舒适才好。有时候需要用到重手法，例如实症用泻法时，是重而慢的手法，而且要稳，否则痛楚会立即引起"应激反应"，会有冒冷汗、心情烦躁，甚至痉挛的现象发生，还会引起被按摩部位内出血，青紫一片，疼痛难忍，甚至造成骨膜或肌肉组织发炎。

5. 按摩时间要因人而异

足疗不要天天做，最好是隔天做比较好，足底按摩要求刺激后有痛感，

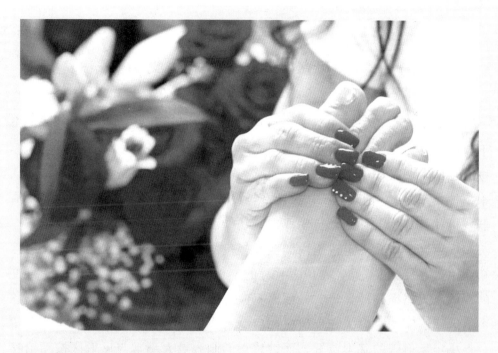

作为保健方法，一周最好别超过 3 次。一般人 30 分钟左右应该可以按完双脚的反应区，脚底按摩并不是做越久越好。越是虚弱的患者，按摩时间越需要斟酌，这些人最好能躺卧按摩，头部不要太高，以防脑部缺血而晕倒或呕吐。体力较好的患者，耐力虽强，也不能过长过多地强刺激。

按摩者要灵活运用，累积经验，自然可以得心应手。30 分钟左右的按摩时间，只是做个参考，脚底按摩一定要依个人体质的差异、病情的轻重、实际的需要来决定时间的长短。

6. 按摩之后多喝水

经足部按摩后，都会干渴难耐，这是很理想的反应，机体自然地要求补充水分，以帮助肾脏排除体内脂肪、蛋白质等分解代谢时产生的毒素。

按摩前后切忌喝冰冷的水，以免寒气在体内凝滞，影响气血的循环。视当时的需要酌量饮用，不需刻意撑得肚饱腹胀。肾、脾、肺功能正常和正在接受按摩疗法的人，喝水不会导致眼睑或身体肿胀。保持体内适当的水分，除了帮助新陈代谢外，还能养颜美容，只要保持体内水分充足，并不一定每一次按摩前后都得喝水 300 毫升或 500 毫升。

二、足部反射区的分布规律

反射是神经系统功能活动的基本形式，它是机体在中枢神经系统调节下对内外环境刺激所实现的回答性反应。足部体表分布着众多的感受器，按摩足部时刺激作用于感受器，使感受器产生兴奋，兴奋沿感觉神经传入中枢神经系统，引起神经中枢兴奋，发出冲动，再沿运动神经传到效应器，机体就产生各种运动行为或内脏功能活动的变化。

反射区是指在一定范围内的区域。足部有近百个反射区，有的反射区相互覆盖，反射区的边界不是绝对的，而是相对而言的、模糊的、可变的，没有人能准确地界定它，因而不应把反射区的边界看成是地图上的一个地区或国家的边界。在反射区内应有一个中心点和数个敏感点。一般中心点决定反射区的基本位置，而敏感点的刺激量大小常与反射区按摩治疗的效果关系很大。足部反射区几乎都是立体的，其敏感点也是立体空间的一个或几个点。足部按摩时必须运用各种手法作用于反射区及其敏感点，获得能引起有效的神经反射的刺激量才能奏效，反射区按摩时即使过界也不会影响效果。

 ## 足部反射区分布

▶▶▶

足部反射区的分布具有一定的规律，可以帮助我们掌握和理解各个反射区的相对位置。把双足并拢一起，可以把它看成是一个坐着的人（图1—69）。足的拇趾相当于人的头部；足底的前半部相当于人体的胸部，其中包括肺与心脏；足底的中部相当于人体的腹部，有胃、肠、胰、肾等器官，右足有肝、胆，左足有心、脾；足跟部相当于盆腔，有生殖器如子宫（前列腺）、卵巢（睾丸），以及膀胱、尿道和肛门等。从足的侧面看，相当于一个人的侧面像（图1—70）。足拇趾相当于头部，足拇趾背侧为面部，足拇趾跖侧为头后部，足拇趾根部相当于颈，向下依次为颈、腰、骶、臀等部位，踝关节相当于髋关节。足内侧构成足弓的一线，相当于人体的脊柱，依次为颈椎、胸椎、腰椎、骶椎和尾椎。

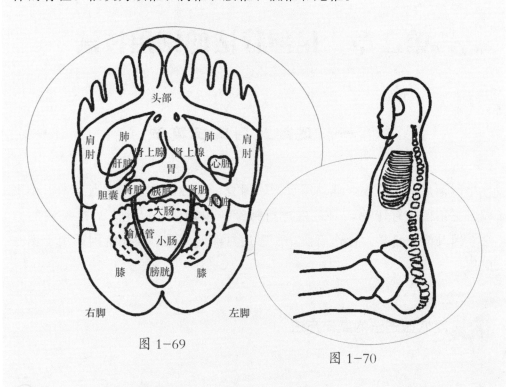

图 1-69

图 1-70

 上、下肢的对应关系

上、下肢各部位之间的对应关系，在足部保健按摩中具有重要的意义，因为某一局部发生急性外伤或有创口、较大瘢痕及患者体位受限不能做按摩时，可以按摩相对应的部位。常用的相对应部位是：手与足相对应，即各手指与各足趾、手掌与足底、手背与足背相对应，腕与踝部、前臂与小腿、上臂与大腿、肩与髋相对应等。

第二章 足部疗法的常用技法

一、足部反射区压迫法

所谓足穴压迫法，就是用手指、绿豆、人丹、油菜籽、高粱米、小麦粒、王不留行籽等物，对足穴进行持续压迫刺激，以此来治疗疾病的方法。因其简单易学，操作简便，所需用具随处可觅，因此特别适用于家庭应用。

 足穴压迫法的操作方法

1. 指压法

当您在旅途中、野外或缺乏治疗设备时，对于一些急性病症，可应用指压法进行应急处理，特别适用于胃痛、腿痛、肋间神经痛、关节扭伤、骨折止痛及打嗝不止等症。其操作方法是在足部找到特定的穴位后，用指甲按压穴位，直至疼痛缓解或消失。

2. 物压法

物压法即用绿豆、王不留行籽、人丹、油菜籽等物压迫足穴治疗疾病的方法。其可广泛应用于内科、外科、妇科、儿科等各科疾病，其操作方法是：

（1）根据病变部位找准穴位。

（2）将绿豆等物置于1厘米×1厘米见方的胶布上，将绿豆对准选定的穴位固定，嘱患者无论站立或行走均将其固定于足底，利用身体的重量，使足穴受到刺激而治疗疾病。

 ### 足穴压迫法的操作方法 ▶▶▶

1. 头部（大脑）反射区

主治：高血压，低血压，中风，癫痫，头痛，眩晕，神经衰弱，痛病等。

方法：压贴 1～2 周，每周换 1 次。

2. 额窦反射区

主治：中风，脑震荡，鼻窦炎，头痛，头晕，失眠，发烧，以及眼、耳、鼻、口等五官疾患。

方法：压贴 1～2 周，每 3 天换 1 次。

3. 小脑和脑干反射区

主治：高血压，低血压，失眠，头痛，头晕，平衡障碍等。

方法：压贴 3～4 周，每 2 天换 1 次。

4. 脑垂体反射区

主治：甲状腺，甲状旁腺，肾上腺，生殖腺，胰腺等处的疾患。

方法：压迫 3～4 周，每 3 天换 1 次。

5. 三叉神经反射区

主治：偏头痛，面神经麻痹，腮腺炎，三叉神经痛，失眠，头重等。

方法：压迫 3～4 周，每 3 天换 1 次。

6. 鼻反射区

主治：急、慢性鼻炎，鼻出血，过敏性鼻炎，鼻息肉，鼻窦炎。

方法：压迫3～4周，每3天换1次。

7. 颈项反射区

主治：颈部酸痛，颈椎病，落枕，颈部扭伤，高血压。

方法：压迫3～4周，每3天换1次。

8. 眼反射区

主治：近视，怕光，流泪，结膜炎，角膜炎以及其他眼疾。

方法：压迫3～4周，每3天换1次。

9. 耳反射区

主治：中耳炎，耳鸣，耳聋，腮腺炎。

方法：压迫3～4周，每3天1换。

10. 肩反射区

主治：肩周炎，肩酸痛，手臂无力，手麻，颈肩综合征等。

方法：压迫3～4周，3天换1次。

11. 斜方肌反射区

主治：颈、肩、背酸痛，手酸麻，肩活动障碍。

方法：压迫3～4周，每3天换1次。

12. 甲状腺反射区

主治：甲状腺功能亢进或低下，肥胖症，心悸，失眠，智力迟钝。

方法：压迫3～4周，每3天换1次。

13. 甲状旁腺反射区

主治：佝偻病，手足麻痹，筋骨酸痛，尿道结石，白内障等。

方法：压迫3～4周，每3天换1次。

14. 肺和支气管反射区

主治：肺炎，支气管炎，肺气肿，肺结核，哮喘，咯血。

方法：压迫3～4周，每3天换1次。

15. 胃反射区

主治：胃炎，胃溃疡，消化不良，胃下垂，呃逆。

方法：压迫3～4周，每3天换1次。

16. 十二指肠反射区

主治：腹部饱胀，消化不良，十二指肠球部溃疡。

方法：压迫3～4周，每3天换1次。

17. 胰腺反射区

主治：糖尿病，胰腺囊肿，胰腺炎。

方法：压迫3～4周，每3天换1次。

18. 肝脏反射区

主治：肝炎，肝硬化，肝功能不良等。

方法：压迫3～4周，每3天换1次。

19. 胆囊反射区

主治：胆囊炎，胆石症，消化不良。

方法：压迫3～4周，每3天换1次。

20. 腹腔神经丛反射区

主治：胃肠神经官能症，肠功能紊乱等。

方法：压迫3～4周，每3天换1次。

21. 肾上腺反射区

主治：心律失常，昏厥，哮喘，关节炎。

方法：压迫 3～4 周，每 3 天换 1 次。

22．肾脏反射区

主治：急、慢性肾炎，肾结石，高血压，关节炎，风湿病，静脉曲张。

方法：压迫 3～4 周，每 3 天换 1 次。

23．输尿管反射区

主治：膀胱炎，膀胱结石，高血压，动脉硬化。

方法：压迫 3～4 周，每 3 天换 1 次。

24．小肠反射区

主治：小肠胀气，腹泻，腹部闷痛。

方法：压迫 3～4 周，每 3 天换 1 次。

25．盲肠和阑尾反射区

主治：阑尾炎，下腹胀气。

方法：压迫 3～4 周，每 3 天换 1 次。

26．回盲瓣反射区

主治：下腹胀气，回盲瓣功能失常。

方法：压迫 3～4 周，每 3 天换 1 次。

27．升结肠反射区

主治：结肠炎，便秘，腹泻，便血。

方法：压迫 3～4 周，每 3 天换 1 次。

28．横结肠反射区

主治：腹泻，便秘，腹痛，结肠炎。

方法：压迫 3～4 周，每 3 天换 1 次。

足部按摩祛百病

29．直肠和乙状结肠反射区

主治：便秘，直肠炎，乙状结肠炎，结肠炎。

方法：压迫3～4周，每3天换1次。

30．肛门反射区

主治：痔疮，静脉曲张，肛裂，便血，便秘，肛门下垂。

方法：压迫3～4周，每3天换1次。

31．心脏反射区

主治：心律不齐，心绞痛，心力衰竭，先天性心脏病，休克等。

方法：压迫3～4周，每3天换1次。

32．脾脏反射区

主治：贫血，食欲不振，消化不良，便秘，腹泻等。

方法：压迫3～4周，每3天换1次。

33．膝反射区

主治：膝关节炎，膝关节疼痛等。

方法：压迫3～4周，每3天换1次。

34．生殖腺（卵巢或睾丸）反射区

主治：性功能低下，男子不育，女子不孕，月经失调，痛经，闭经等。

方法：压迫3～4周，每3天换1次。

35．下腹部反射区

主治：下腹疼痛，月经不调，性冷淡以及其他生殖系统疾病。

方法：压迫3～4周，每3天换1次。

36．髋关节反射区

主治：髋关节疼痛，坐骨神经痛。

足部按摩祛百病

方法：压迫 3～4 周，每 3 天换 1 次。

37. 上半身淋巴腺反射区

主治：各种炎症，发烧，肿瘤，免疫力低下等。

方法：压迫 3～4 周，每 3 天换 1 次。

38. 下半身淋巴腺反射区

主治：各种炎症，发烧，下肢浮肿，免疫力低下等。

方法：压迫 3～4 周，每 3 天换 1 次。

39. 胸部淋巴腺反射区

主治：各种炎症，发烧，乳腺炎，乳房或胸部肿块，胸痛及免疫力低下等。

方法：压迫 3～4 周，每 3 天换 1 次。

40. 内耳迷路反射区

主治：头晕，眼花，晕车，高血压，耳鸣，目眩，内耳眩晕症等。

方法：压迫 3～4 周，每 3 天换 1 次。

41. 胸部及乳房反射区

主治：心脏病，乳腺炎，胸闷，胸痛，乳汁分泌不足，胸部受伤等。

方法：压迫 3～4 周，每 3 天换 1 次。

42. 膈（横膈膜）反射区

主治：呃逆，腹痛，恶心，呕吐等。

方法：压迫 3～4 周，每 3 天换 1 次。

43. 扁桃腺反射区

主治：感冒，急慢性扁桃腺炎。

方法：压迫 3～4 周，每 3 天换 1 次。

44. 下颌反射区

主治：龋齿，牙周炎，牙痛，下颌发炎。

方法：压迫3～4周，每3天换1次。

45. 上颌反射区

主治：龋齿，牙周炎，牙痛，上颌发炎。

方法：压迫3～4周，每3天换1次。

46. 喉及气管反射区

主治：气管炎，喉痛，咳嗽，气喘，感冒，声音微弱，嘶哑。

方法：压迫3～4周，每3天换1次。

47. 腹股沟反射区

主治：性功能低下，疝气，髋关节痛，股关节痛。

方法：压迫3～4周，每3天换1次。

48. 前列腺（子宫）反射区

主治：前列腺肥大，尿频，排尿困难；子宫肌瘤，子宫脱垂，宫颈炎，痛经。

方法：压迫3～4周，每3天换1次。

49. 尿道、阴道、阴茎反射区

主治：尿道感染，阴道炎。

方法：压迫3～4周，每3天换1次。

50. 直肠、肛门反射区

主治：痔疮，直肠癌，便秘，肛裂，直肠炎，静脉曲张等。

方法：压迫3～4周，3天换1次。

51. 颈椎反射区

主治：颈椎病，颈项强痛，上肢麻木。

方法：压迫3～4周，每3天换1次。

52. 胸椎反射区

主治：胸椎酸痛，胸椎间盘突出，胸椎骨质增生。

方法：压迫3～4周，每3天换1次。

53. 腰椎反射区

主治：腰椎间盘突出症，坐骨神经以及腰椎的各种病症。

方法：压迫3～4周，每3天换1次。

54. 骶骨、尾骨反射区

主治：坐骨神经痛，骶骨、尾骨受伤。

方法：压迫3～4周，每3天换1次。

55. 尾骨内侧反射区

主治：坐骨神经痛，尾骨外侧受伤后遗症。

方法：压迫3～4周，每3天换1次。

56. 肩胛骨反射区

主治：肩周炎，肩背酸痛，肩关节活动障碍等。

方法：压迫3～4周，每3天换1次。

57. 肘关节反射区

主治：肘关节受伤，肘关节酸痛。

方法：压迫3～4周，每3天换1次。

58. 肋骨反射区

主治：肋软骨炎，肋膜炎，肋骨的各种病变。

方法：压迫 3～4 周，每 3 天换 1 次。

59. 坐骨神经反射区

主治：坐骨神经痛。

方法：压迫 3～4 周，每 3 天换 1 次。

60. 臀部反射区

主治：坐骨神经痛，风湿病，臀部外伤。

方法：压迫 3～4 周，每 3 天换 1 次。

61. 股部反射区

主治：坐骨神经痛，股部外伤，风湿痛。

方法：压迫 3～4 周，每 3 天换 1 次。

62. 腰反射区

主治：腰痛，急性腰扭伤。

方法：压迫 3～4 周，每 3 天换 1 次。

63. 血压点反射区

主治：高血压，低血压，颈椎病。

方法：压迫 3～4 周，每 3 天换 1 次。

64. 食管、气管反射区

主治：食管肿瘤，食管疾病，气管疾病。

方法：压迫 3～4 周，每 3 天换 1 次。

65. 腋窝反射区

主治：颈椎病，肩周炎，上肢疼痛。

方法：压迫 3～4 周，每 3 天换 1 次。

66．头、颈淋巴腺反射区

主治：头晕，头痛，牙痛，颈椎病，甲状腺肿，免疫力低下等。

方法：压迫3～4周，每3天换1次。

67．舌和口腔反射区

主治：口腔溃疡，扁桃体炎，唾液缺少症，唇裂，唇燥等。

方法：压迫3～4周，每3天换1次。

68．牙齿反射区

主治：牙槽脓肿，牙痛，牙周痛，龋齿等牙齿疾病。

方法：压迫3～4周，每3天换1次。

69．声带反射区

主治：气管炎，声带息肉，发音嘶哑，失音。

方法：压迫3～4周，每3天换1次。

70．子宫颈反射区

主治：子宫颈息肉，宫颈糜烂，子宫脱垂，白带增多等。

方法：压迫3～4周，每3天换1次。

71．骨盆反射区

主治：盆腔炎，附件肿物，子宫肿瘤，失眠，精神疾病。

方法：压迫3～4周，每3天换1次。

 ## 二、足部外敷疗法

足部外敷疗法是结合经络穴位和药物两方面的作用而逐渐创立和发展起来的一种独特的中医外治法。

其作用机理可解释为：①应用中草药敷贴在患者足底的某个或几个穴位时，能使不同性味的中草药对相应的穴位进行刺激，并由这些穴位的神经反射来调整人体的调节机制，激发与调动人体自身的内因变化，从而使体内各种器官相互关系得以协调，人体内部生理功能趋于正常，从而达到治愈疾病的目的。②当不同性味的中草药对相应的穴位进行敷贴后，不同性味的药物之气即可通过渗透作用，直接进入经络，深入腠理，并发挥药物"归经"的效力，直达病所，起到"以气调气"的治疗目的。所以，足穴敷贴疗法不失为一种简便而行之有效的方法，尤其适合家庭成员学习、掌握和应用。

1. 眩晕

独头蒜 20 克，土豆去皮 20 克，共捣为泥状，贴于涌泉穴，每日 1 次。

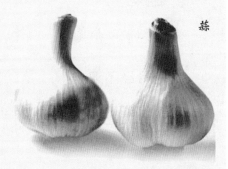

蒜

2. 小儿慢惊风

牙皂 20 克，朱砂 10 克，研末，以上药末蘸姜汁擦丘墟穴。

3. 大便难

芒硝 10 克，大黄 1 片，晒干，研末，擦丘墟穴。

4. 腹胀，食不下

莱菔子 30 克浸黄酒中，以黄酒涂擦隐白穴。

5. 阴痒

蛇床子 30 克泡酒中，过 3 天后取出外擦于然谷穴。

6. 癫痫夜间发作

生姜 30 克，麝香虎骨膏 1 张，将生姜捣烂敷于照海穴，然后以麝香虎骨膏贴之，每日 1 次。

7. 失眠

夜交藤 30 克捣烂外敷于照海穴。

8. 呕吐、腹痛

（1）姜汁、蜂蜜各等量，丁香 10 克，放于一处捣成糊状，涂抹太白穴，可治呕吐、腹痛。

（2）吴茱萸研末，用醋调成糊，敷两足心，过一昼夜换 1 次。敷数日而止。

9. 脚气

半夏 12 克，研细末，调拌白水，外敷仆参穴上，每 3 日换 1 次。

10. 月经不调

蓖麻叶捣烂外敷涌泉穴，或用巴豆 2 粒去壳，加麝香 0. 3 克，制成 1 个药饼贴涌泉穴。

11. 遗精

玉兰叶与食盐少许，捣烂，擦敷中封穴上。

12. 中风偏瘫

制川乌 15 克，食盐少许，混合，融成膏摊于丘墟穴。

13. 外踝扭伤

生附子 30 克研细末，调拌白酒，外敷金门穴。

14. 鼻出血

大蒜 1 瓣，捣烂和醋调敷于京骨穴即可。

15. 头痛

胡椒 3 克，研末，酒调涂于京骨穴。

16. 癫狂

胆南星 1 枚，石菖蒲 20 克，捣烂，以酒调敷于筑宾穴。

17. 肾炎

附子 10 克，生姜 9 克捣烂，外敷于筑宾穴。

18. 睾丸炎

土茯苓 30 克，龙胆草 10 克，共捣烂，外敷于筑宾穴。

19. 鼻炎

生半夏、生香附各等分，研末加蛋清和面粉，调如镍币大，敷双侧涌泉穴；或用黄柏 9 克，生地 12 克，黄酒适量，同捣烂，涂患者两脚底涌泉穴。

20. 口疮

附子 9 克，为末，姜汁和摊足心；或用吴茱萸 9 克，为末，醋调涂足心，亦治咽喉肿痛。

21. 胎衣不下

灶心土 20 克，醋调，纳足心；或用蓖麻仁 9 克，研膏，涂脚心即下；或用大麻仁 50 粒，吴茱萸 9 克，雄黄 3 克，和醋涂双足心，下即去药。

22. 胎动不安

蓖麻仁 2 粒，捣烂，贴在孕妇足心，安定后去药；或用灶心土 16 克，研末，酒调敷脚心，胎安即洗去。

23. 流行性脑膜炎

生南星、生大黄各等份，为末，用醋调敷两足心即愈；或用胡黄连 3 克，为末，人乳调敷足心，男左女右，神效。

24. 小儿惊风

南星 30 克，为末，醋调，于晚间敷两足心涌泉穴，外用纱布包扎，每次敷 12 小时；或用焦栀子 10 克，研为细末，加糯米粉适量，用开水调成膏，贴足心。

25. 关节炎

蓖麻子粒（去壳），研烂，同苏合香调匀贴足心，痛即止；或用白矾 30 克，研末，醋调包脚心，每日 1 次；或用生田螺，捣烂，敷在两脚心，觉得有凉气从足底部传出即安。

26. 高血压

吴茱萸，研为细末，用醋或凡士林调成软膏，于晚上敷双足涌泉穴，次日除去，连贴 10～15 次；或用吴茱萸 46 克，硫黄、鲜生地各 3 克，用陈酒浸透，同打烂，包敷足心，如干时，可交换包敷，至愈为度。

27. 心悸

吴茱萸 30 克，生姜 3 克，研末，酒炒热包患者两脚心。

28. 小便不通

甘遂末 6 克，水调敷贴脚心涌泉穴，或用滑石粉 30 克，水调敷脚心涌泉穴。亦有用大蒜 5 头，大麻子 50 粒，共捣烂，每晚将药膏敷在脚心，第二天早晨去掉，晚上再敷，以小便利为度。

29. 肾炎水肿

用水仙头 1 个，蓖麻子 30 粒（去壳），共捣烂，敷贴脚掌心，一夜换贴 2～3 次。也有用生姜 30 克，豆豉 9 克，食盐 6 克，连须大葱（带泥）30～80 克共捣作饼，烘热贴在脚心。或用田螺 1 枚，盐半匙，生捣敷足心。

30. 小儿遗尿

黑牵牛 3 克，碾为末，水调，敷足心即止。

 # 三、足浴疗法

足浴疗法，自古以来，一直为人们所使用。随着科学的发展，它已从一种生活习俗成为治病的特殊疗法，其作用机理也越来越被人们所认识。沐浴疗法中的冷水浴能兴奋神经，刺激心血管功能，强壮体质，提高对外界环境的适应能力；热水浴能扩张血管，促进血液循环，增强新陈代谢，具有消炎、镇痛、止痒等作用。

1. 脉管炎

取水蛭、地龙各 30 克，土鳖虫、桃仁、苏木、红花、血竭、乳香、没药各 10 克，牛膝、附子、桂枝、甘草各 15 克，水煎取液，倒入木桶内浸洗，自小腿以下，都浸浴在温热的药液中。治脉管炎，尤其皮表有破溃者，效果绝佳。

乳香

2. 脚气病和足部冻伤

（1）取乌梅 100 克水煎，待冷洗脚，然后用干净毛巾擦干，每日 1～3 次。治疗期或治疗愈后禁止穿胶鞋和塑料鞋。

（2）取热水洗脚法：每晚睡前 1 次。也可用桂枝、干姜各 15 克，附子 10 克，水煎后趁热洗脚，每日 2～3 次，每次 8～10 分钟。本法主要用

足部按摩祛百病

于足部冻伤。

3. 关节炎

（1）取透骨草、寻骨风、老颧草各 30 克，黄蒿 20 克，乳香、没药、桃仁、独活各 10 克，水煎趁热洗足，每日 2 次，用于下肢关节炎。

（2）取鸡毛熬水，趁热洗足，使药液淹没下肢关节，治下肢关节炎。

4. 足部损伤

取苏木 30 克，桃仁、红花、土元、血竭、乳香各 10 克，自然铜 20 克，趁热浸浴患足。适用于足部损伤。

5. 手足痉挛病症

（1）热水洗足法：取清洁的井水、自来水或江河、湖海水或矿泉水加热至 50～60℃，倒入木桶或瓷盆内，赤足在热水中洗浸。每次 10 分钟，每晚睡前 1 次。

（2）药液洗足法：取所选的药物加水煎煮成药液，或用上述热水溶解成药液，将双脚或患足放入药液中浸洗。每次 10～15 分钟，每天 3 次。

6. 高血压

（1）取夏枯草 30 克，钩藤、菊花各 20 克，桑叶 15 克，煎水浴足，每日 1～2 次，每次 10～15 分钟。

（2）取钩藤 20 克碾碎，布包冰片少许，于每日晨起和晚睡前放入木盆中，加热水浴脚。每次 30～45 分钟，10 日为 1 个疗程。

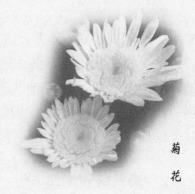

菊花

7. 感冒

取速效感冒胶囊 10 粒，溶于热水中，或用生姜 50 克，蒲公英 100 克煎汤浴脚，每次 20～30 分钟，至涌泉穴发热。

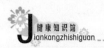

足浴养生

　　足浴就是用水泡脚，是我国民间历代相传的一种养生方法。自古以来，人们就把"睡前一盆汤"看作是养生保健的有效措施。

　　祖国医学认为，脚为足三阴经（脾、肝、肾）之始，又系足三阳经（胃、胆、膀胱）之终，与五脏六腑的关系密切。足浴可以促进血液循环，使足部血脉通畅，有助于消除疲劳，改善睡眠。足浴有热水足浴和冷水足浴之分，各人可根据自己的情况加以选择。

　　热水足浴，可用50℃左右的水浸泡双脚（浸泡至踝关节为度），浸泡时间每次约20分钟。这相当于艾条温灸足部穴位，可以起到促进气血运行、温润脏腑的作用。以热水泡脚来刺激皮肤神经末梢感受器，通过中枢神经的反馈可起到调节内脏器官的功能，促进新陈代谢，有利于健康。冬季用热水泡脚，能促进局部血液循环，预防冻疮的发生。长途行走或剧烈运动后，热水泡脚可减少局部乳酸的聚集，有助于消除疲劳。临睡前用热水泡脚，对中枢神经系统能产生一种温和的刺激，促进大脑皮质进入抑制状态，使人安然入眠。

　　冷水足浴，水温要逐渐降低，一般可从20℃慢慢降至4℃左右，并可从秋季开始用冷水泡脚，一直坚持到冬季。每次足浴前先用手摩擦足部，使足部变得温热，然后双足浸入冷水中，再用两足相互不断摩擦，直到足部潮红。每次约5分钟，可早晚各进行一次。冷水足浴不仅使足部血管强烈收缩，而且全身各系统的生理功能在神经体液的调节下也处于积极活动的状态。冷水足浴还能促使鼻黏膜的温度升高，增强呼吸道的抵抗力，冬季可预防感冒。但需注意的是，冷水足浴后应立即擦干和保暖。

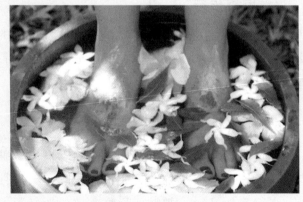

四、步行健身法

步行是一种行之有效的医疗体育方法，这在古代就被用来治疗食滞等多种病症。

医疗步行的方法很多，可根据患者的爱好和条件选择。

1. 普通步行

用慢速（60～70步/分）和中速（80～90步/分）散步，每次30～60分钟，用于一般保健。

2. 快速步行

用每小时5～7千米的速度步行，每次30～60分钟。适于普通中年人，可增强心功能，减轻体重。

3. 摆臂步行

步行时两臂用力前后摆动，以增进肩胛、胸廓的活动，适用于肺结核、慢性支气管炎、肺气肿等呼吸系统慢性病患者。

4. 摩腹步行

一边步行，一边按摩腹部，这是一种传统的保健法，因为轻松的散步及柔和的腹部按摩，能促进胃液的分泌，加强胃肠道的蠕动，有助于防治消化不良等胃肠道慢性疾患。

5. 定量步行

定量步行又名坡地步行疗法，用于锻炼心脏，这种步行包括在平地上步行，上坡和下坡步行，一般每天或隔1天进行1次。

步行简便易行，要做到行之有效，还必须按一定卫生规则进行。

（1）安排步行的时间、地点。时间最好是在清晨，选择空气新鲜之地进行。也可选择在餐后、临睡前，但以不进行快速步行为宜。

（2）锻炼过程中应全身放松，步态稳定，步幅均匀，呼吸自然。

（3）运动量、运动强度应依各人不同的体质、体力和体能等方面因素加以妥善安排，不要操之过急，而应循序渐进。

五、足部刺激疗法

1．足底揉压

医者以两手掌紧贴于患者足底，轻柔按压。这样，使医者手掌的温暖传给患者，使患者的紧张情绪变得沉着稳静起来，呼吸也变得暖和轻松起来，患者不安的精神状态就逐渐消失了。

2．鞋底健足

健身拖鞋和足踏健身板，对于消化不良、精力减退、神经痛、高血压、低血压、肩痛、便秘、胃下垂、夜尿症、妇科病等慢性疾病可有较好的辅助疗效。

3．赤脚健身

（1）赤脚踏河流石按摩：选河流石 100 颗左右，细沙一小盆，将河流石与细沙装一布袋中，缝好口，平放于地上，赤脚踩上，寻找病理反射区进行踩按。

（2）蹬椅腿横栏按摩：取坐位，面前放一木椅，用双脚蹬木椅横栏刺激脚部穴位，此法适于治疗胃肠道疾病、泌尿系疾病，每次至少蹬按 30 分钟。

（3）踩竹杆按摩：取 1 米长，直径 3 厘米以上粗竹杆一根，平放地上，赤脚踩竹杆刺激脚部的病理反射区半小时。此法适用于治疗肠道疾病和呼吸道疾病。

（4）踩玻璃球按摩：取儿童玩耍用的玻璃球 5 枚，踩压到脚部有关病理反射区，身体站立走动不断踩压，约半小时，此法适用于按压穴位进行有关疾病按摩。

 六、顿足疗法

顿足疗法即用患足跺地以治疗足后跟痛的方法，一般患足跺地 50～60 次，力量由小到大，每日早晚各 1 次即可。此法一般需 1 个月后方能见效，故需有耐心，有恒心，坚持治疗。

在应用顿足疗法的同时，还可用透骨草为末，用纱布包，垫患脚跟，以尽快取得疗效。

 附　足部穴位治疗歌《医宗金鉴》 ▶▶▶

隐白主治心脾痛，筑宾能医气疝疼；
照海穴治夜发痉，兼疗消渴便不通；
大都主治温热病，伤寒厥逆呕闷烦；
胎产百日内禁灸，千金主灸大便难；
太白主治痔漏疾，一切腹痛大便难；
痞疸寒疾商丘主，兼治呕吐泻痢痉；
公孙主治痰壅膈，肠风下血积块疴，
兼治妇人气蛊病，先补后泻自然瘥；
三阴交治痞满坚，痃冷疝气脚气缠，
兼治不孕及难产，遗精带下淋沥痉；
血海主治诸血疾，兼治诸疮病自轻；
阳陵泉治胁腹满，刺中下部尽皆松；
涌泉主刺足心热，兼刺奔豚疝气疼；
血淋其痛疼难忍，金针泻动自安宁；
然谷主治喉痹风，咳血足心热遗精，

足部按摩祛百病

疝气温疟多渴热，兼治初生儿脐风；
太溪主治消渴病，兼治房劳不称情；
妇人水蛊胸胁满，金针刺后自安宁；
阴谷舌纵口流涎，腹胀烦满小便难，
疝痛阴痿及痹病，妇人漏下亦能痊；
复溜血淋宜乎灸，气滞腰疼贵在针，
伤寒无汗急泻此，六脉沉浮即可伸；
大敦治疝阴囊肿，兼治脑衄破伤风，
小儿急慢惊风病，炷如小麦灸之灵；
行间穴治儿惊风，更刺妇人血蛊症，
浑身肿胀单腹胀，先补后泻自然平；
太冲主治肿胀满，行动艰辛步履难，
兼治霍乱吐泻症，手足转筋灸可痊；
中封主治遗精病，阴缩五淋溲便难，
鼓胀瘿气随年灸，三里合灸步履艰；
曲泉溃疝阴股痛，足膝胫冷久失精，
兼治女子阴挺痒，少腹冷痛血瘕癥；
伏兔主刺腿膝冷，兼刺脚气痛痹风，
若逢穴处生疮疖，说与医人莫用功；
阴市主刺痿不仁，腰膝寒如注水侵，
兼刺两足拘挛痹，寒疝少腹痛难禁；
足三里治风湿中，诸虚耳聋上牙痛，
噎膈肿胀水肿喘，寒湿脚气及痹风；
解溪主治风水气，面腹足肿喘嗽频，
气逆发噎头风眩，悲泣癫狂悸与惊；
陷谷主治水气肿，善噫痛疝腹肠鸣，
无汗振寒痰疟病，胃脉得弦泻此平；
内庭主治痞满坚，左右缪灸腹响宽，
兼治妇人食鼓胀，行经头晕腹疼安；
厉兑主治尸厥证，惊狂面肿喉痹风，

兼治足寒膝膑肿，相偕隐白梦魇灵；

飞阳主治步艰难，金门能疗病癫痫；

足腿红肿昆仑主，兼治齿痛亦能安；

昼发痓证治若何，金针申脉起沉疴，

上牙疼兮下足肿，亦针此穴自平和；

环跳主治中风湿，股膝筋挛腰痛疼；

委中刺穴医前证，开通经络最相应；

阳陵泉治痹偏风，兼治霍乱转筋疼；

承山主针诸痔漏，亦治寒冷转筋灵；

阳辅主治膝酸痛，腰间溶溶似水浸，

肤肿筋挛诸痿痹，偏风不遂灸功深；

风市主治腿中风，两膝无力脚气冲，

兼治浑身麻瘙痒，足指疼痛针可停；

丘墟主治胸肋痛，牵引腰腿髀枢中，

小腹外肾脚腕痛，转筋足胫不能行；

颈漏腹下马刀疮，连及胸肋乳痈疡，

妇人月经不利病，下临泣穴主治良；

侠溪主治胸胁满，伤寒热病汗难出，

兼治目赤耳聋痛，颔肿口噤疾堪除；

窍阴主治胁间痛，咳不得息热燥烦，

痈疽头痛耳聋病，喉痹舌强不能言。

第三章 常见病的足部健康疗法

 一、呼吸系统疾病

感冒

感冒是一种较为常见的内科疾病。凡衣着过少、大汗湿身、疲劳过度、酒后当风等导致机体抵抗力低下时，易致感冒。

感冒为多种病毒或细菌所引起鼻、鼻咽或咽喉部的急性感染，通称为上呼吸道感染。起病较急，常出现喷嚏、鼻塞流涕、咽痛声嘶、咳嗽、恶寒发热、关节酸痛和周身不适等症状。感冒一般要经过5～7天才能痊愈。目前，西药对抗病毒尚未有特殊疗效，中草药对病毒有一定的抑制作用。发病期间，在使用药物治疗的基础上，配合足部按摩，可在很大程度上减轻鼻塞、头痛等症状。

 治 疗

1. 足部的穴位疗法

刺激昆仑、足通谷、然谷等穴位，可以缓解症状，促进康复（图3—1）。

2. 足部反射区疗法

按摩足部额窦、鼻、气管、喉、扁桃体、脾脏、肺与支气管、肾脏、胸部淋巴腺等反射区，并推擦足底心，有利于身体的康复（图3—1，

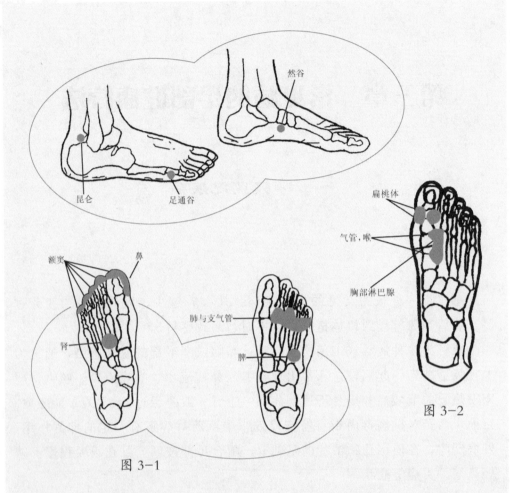

图 3-1

图 3-2

3—2）。

另外，患病期间，忌食油腻食品，饮食宜清淡，多喝开水，这样有助于身体的康复。

 慢性支气管炎

慢性支气管炎是指气管、支气管黏膜及其周围组织的慢性非特异性炎症。临床上以咳嗽、咳痰或伴有喘息及反复发作的慢性过程为特征。病情如缓慢进展，常可并发阻塞性肺气肿、肺原性心脏病。

此病尤以老年人多见。其发病原因尚未完全清楚，一般认为与以下几个因素有关：吸烟、感染、理化因素、寒冷气候、过敏因素、呼吸道局部防御及免疫功能减低、自律神经功能失调。

◆ **治 疗**

1. 足部穴位疗法

刺激足窍阴、足通谷、涌泉、太溪等穴位，发热者加厉兑（图3－3）。

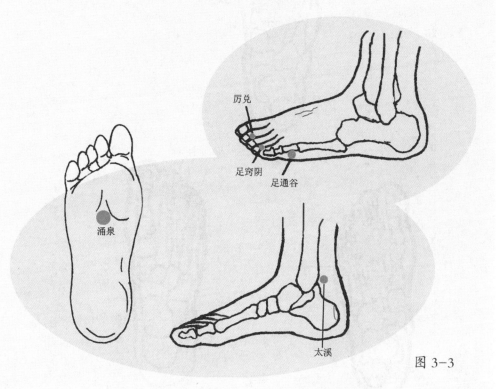

厉兑
足窍阴
足通谷
涌泉
太溪

图 3－3

2. 足部反射区疗法

对于这种慢性疾病，首先应提高机体免疫力，促进康复，并可起到预防的作用。另外，还应调节自律神经功能。因为呼吸道副交感神经反应性增高时，对正常人不起作用的微弱刺激，也可以引起支气管痉挛、分泌增多，而产生咳嗽、咳痰、气喘等症状。

因此，应重点按摩腹腔神经丛（调节交感神经功能）、淋巴腺（提高机体免疫功能）、肾（提高机体应激阀值）、肺与气管（缓解气管痉挛，减少分泌物产生）反射区（图3-4）。

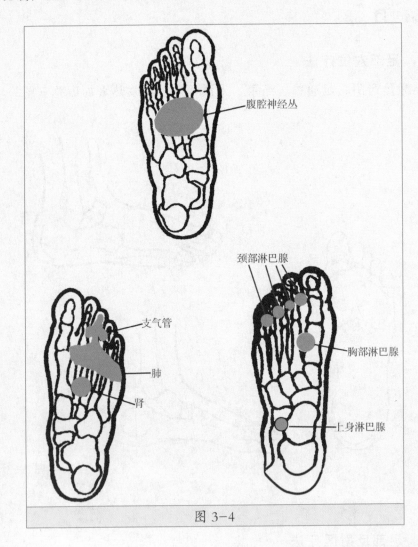

图 3-4

 哮喘

哮喘是一种以嗜酸性粒细胞、肥大细胞反应为主的气道变态性炎症和气道高反应性为特征的疾病，表现为反复发作性伴有哮鸣音的呼气性呼吸困难、胸闷或咳嗽，可自行或治疗后缓解。

哮喘发作的季节性和环境性较强，多在春秋冬季发病。发作前，往往有如鼻塞、流涕、打喷嚏，或咳嗽、胸闷等先兆，若不及时治疗，可出现气急、喉中哮鸣，且每有咳嗽多痰、呼吸困难、不能平卧，严重者可出现口唇青紫、指甲紫绀。

哮喘是一种过敏反应，所以，致病原因以来自先天的体质因素居多。其诱因则多半来自外在环境。例如空气中的扁虱、尘埃、花粉等，还有食物里的青花鱼、海鲜类、各种蛋类（包括鱼卵）等，都有可能引发气喘。

哮喘治疗起来相当困难，所需的时间也较长，并且目前尚无特效疗法。穴道疗法可以改善体质，对哮喘有一定的治疗和预防作用。

◆ 治 疗

1. 足部反射区疗法

按摩足部肺、支气管、上身淋巴腺、肾脏、脾脏、肾上腺反射区，能增强免疫力，有利于缓解症状，促进康复（图3—5）。

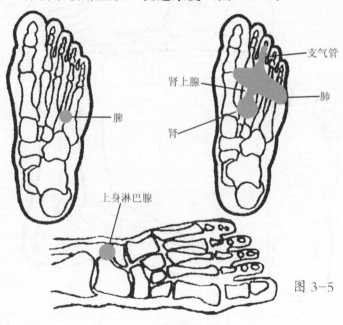

图3—5

2.足部穴位疗法

刺激足临泣、昆仑、足通谷、隐白、然谷、涌泉、太溪等穴位，可缓解症状。

对于过敏性反应，以刺激能影响肾脏功能的肾经最为有效，所以"涌泉""太溪"是治疗该病的重要穴位，发作时应对上述诸穴进行刺激，也可使用香烟灸。

为了改善过敏性体质，平常应对这些穴位加以适当刺激，可用手指仔细地轮流压揉，能减少发作次数、降低发作时的痛苦。除此之外，脚部的保暖也非常重要（图3－6）。

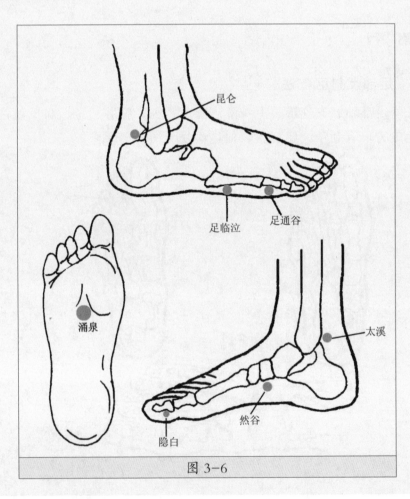

图3-6

足部按摩祛百病

肺气肿

▶▶▶

肺气肿是指终末细支气管远端部分，包括呼吸细支气管、肺泡管、肺泡囊和肺泡弹性减退，过度膨胀、充气和肺容积增大，或同时伴有气道壁破坏的病理状态。

本病的发病机理尚未完全清楚，大多分为以下几个原因：

（1）支气管的慢性炎症，使管腔狭窄，形成不完全阻塞。

（2）慢性炎症破坏小支气管壁软骨，失去支气管正常的支架作用。

（3）肺部慢性炎症使白细胞和巨噬细胞释放的蛋白分解酶增加，损害肺组织和肺泡壁，致使多个肺泡融合成肺大泡或气肿。

（4）肺泡壁的毛细血管受压，血液供应减少，肺组织营养障碍，也引起肺泡壁的弹性减退，易促成肺气肿的发生。

肺气肿患者有反复咳嗽、咳痰或喘息的病史。疾病早期无明显不适，随病情发展可出现气短、气促、胸闷、疲乏无力、纳差、寒冷季节或呼吸道感染时，咳嗽、咳痰和气急就会加剧，并会出现发绀及肺动脉高压症，最后可导致呼吸衰竭和右心衰竭。

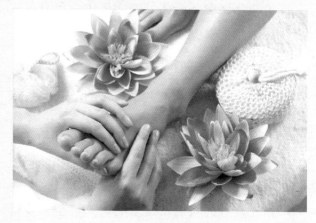

◆ **治 疗**

足部按摩可缓解气喘、气憋等症状，但只适用于缓解期，发作期患者应送往医院，经治疗缓解后，可辅以足疗按摩。

施行足部按摩，应以上身淋巴腺、气管、肺、肾上腺、肾、输尿管、膀胱、脾、胸部淋巴腺、胸及膈等反射区为重点。对反射区的刺激，以酸

足部按摩祛百病

痛而能忍受为度（图 3—7）。

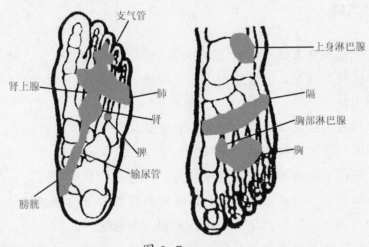

图 3—7

另应加强锻炼身体，增强机体免疫力；注意气候变化，防止感冒；忌食生冷辛辣之品。

二、消化系统疾病

 食欲不振

由于现代经济的快速发展，人们生活富裕，食用美味的风气越来越盛行，而社会应酬也越来越多，面对佳肴，往往会一不小心吃坏了肠胃。

中医学说："思则伤脾。"意思是说，因某事而长期的思虑，而影响脾的功能。中医认为，脾主管消化水谷，使之变化成精微并输送到身体的各部位。如果脾的功能下降，食物则会停留在胃中，就失去了进食的欲望。

大体说来，食欲不振的原因约有两种：其一是因为身体疲劳，加上暴饮暴食而降低了消化功能；其二是压力、悲伤、愤怒等精神上的原因，造成了消化系统的障碍。随着社会的发展，现代人所承受的各种压力也越来越大，精神性食欲不振的情况也就越来越多了。

◆ **治 疗**

1. 足部穴位疗法

治疗食欲不振，应依其心理或生理上致病原因，选择不同的穴位加以刺激才有效果。生理性的食欲不振，应选取胃经穴位，以"厉兑"与"足三里"效果最佳。若是精神方面因素引起的食欲不振，则以脚底中央部位的"心包区"最具疗效。不过，年过三十以后的人才适合灸治"足三里"；青年人针刺尚可，不宜灸。至于小孩儿，最好不要刺激此穴，以免妨碍其成长。

若想快速消除腹胀等不适感时，可用发夹刺激，（注意刺激不要太强）以免引起相反的效果。"心包区"则应以推或压揉的方式，使穴位附近感到暖和为止。用吹风机使这个部位温热，也可收到相同效果（图3-8，3-9）。

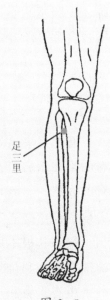

足三里

图 3-8

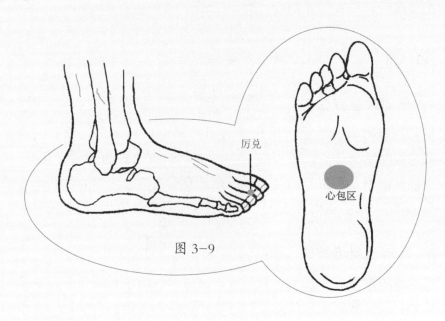

厉兑

心包区

图 3-9

155

2. 足部反射区疗法

可柔按胃、十二指肠、腹腔神经丛、脾、大脑反射区，以调整消化系统功能，增强食欲（图3—10）。

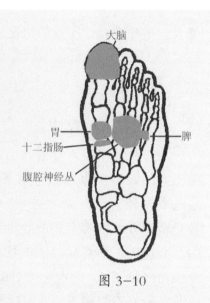

图中标注：大脑、胃、十二指肠、脾、腹腔神经丛

图 3—10

 烧心 ▶▶▶

有些患者在饭后立即有烧心的感觉，有的则在饭后二三小时，也有的是空腹时有此症状——胸口、上腹闷胀嘈杂，像被火烧，即"烧心"。

烧心其根本原因是由于胃酸分泌过多引起的，逆流至食管，导致食管周围有疼痛和烧灼感，或因食管下部的黏膜过敏而引起。

患有胃炎和十二指肠溃疡后，易引发烧心症状。胃酸分泌不足，胃蠕动减弱，食物停留胃中，也容易引起烧心。另外精神上的压力太大，或有强烈绝望感时，也会引起烧心。

◆ 治 疗

1. 足部穴位疗法

引起烧心的原因不同，治疗时选用的穴位也有区别。饭后一两个小时，或空腹时感到烧心，属胃酸过多，治疗的特效穴为"第三厉兑"。反之，胃酸分泌不足所引起的烧心，往往是发生在饱食之后，治疗的特效穴为"足三里"，以手指用力按压，很快就会觉得舒畅（图3—11）。

2. 足部反射区疗法

可经常按摩腹腔神经丛、胃、肾、食道（食道反射区位于足底第一跖趾关节处，呈带状区域）反射区，以增强机体自身的防御功能，调节胃酸

左侧竖排文字：足部按摩祛百病

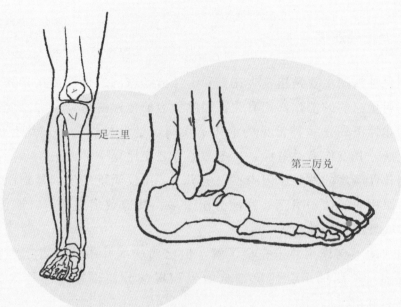

图 3-11

的分泌（图 3-12）。

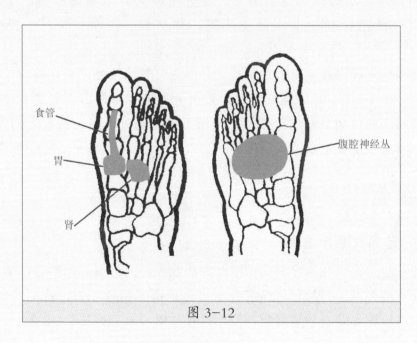

图 3-12

消化性溃疡

消化性溃疡主要是指发生在胃和十二指肠球部的慢性溃疡，其形成与胃酸和胃蛋白酶的消化作用有关，因此称为消化性溃疡。

消化性溃疡是一种常见的消化道疾病，呈世界性分布，约有10%人患过此病。其发作有季节性，秋冬和冬春之交比夏季常见。

消化性溃疡的发病原因尚不完全明了，比较明确的病因是幽门螺杆菌感染、服用非甾体消炎药、胃酸分泌过多。其他致病因素有：遗传素质、应激和心理因素、抽烟等。

抽烟的不良作用并未完全了解，但已明确烟叶中的尼古丁可轻度损伤胃黏膜，长期抽烟会使壁细胞增生和胃酸分泌增多，加重溃疡病的病情。

消化性溃疡以上腹痛为主要症状，可为钝痛、灼痛、胀痛、剧痛，但也可以仅表现为饥饿样不适感。典型者有轻度或中等度剑突下持续性疼痛，可被制酸剂或进食缓解。部分病例无上述典型疼痛，仅表现为无规律性较含糊的上腹隐痛不适，伴胀满、厌食、嗳气、泛酸等症状。

胃溃疡疼痛多在中上腹稍偏高处，或剑突下偏左处，常在餐后1小时内发生，经1～2小时后逐渐缓解，直至下餐进食后再出现上述节律。十二指肠溃疡的疼痛多在中上腹部，或脐上方偏高处，多在两餐之间发生，持续不减直至下餐进食或服制酸药后会得以缓解。

◆ 治 疗

1. 足部穴位疗法

厉兑与足三里是治疗消化道溃疡的特效穴。因为两者都和胃部消化功能有着密切关系。另外，胃溃疡有相当多是由于精神压力造成的。所以，胃病也可以称作是一种情绪病，治疗时宜选用"第三厉兑"（图3—13）。

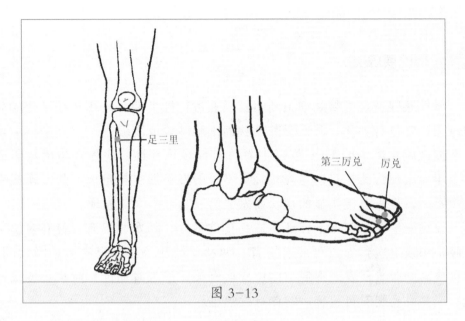

图 3—13

2. 足部反射区疗法

可按摩胃、十二指肠、腹腔神经丛、脾脏、上身淋巴腺反射区。另外，选配反射区时，大脑反射区也是必要的，因它可以缓解情绪，更有利于疾病的康复。

不过，对于消化道溃疡最重要的防治法，还是要养成规则、平稳的日常生活饮食习惯（图 3—14）。

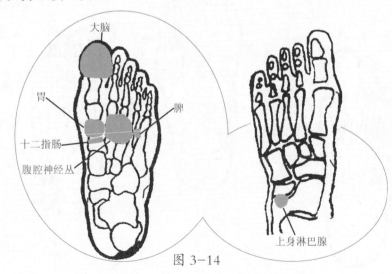

图 3—14

慢性胰腺炎

慢性胰腺炎是指胰腺细胞和胰管慢性进行性炎症、破坏和纤维化的病理过程，常伴有钙化、假性囊肿及胰岛细胞减少或萎缩。

慢性胰腺炎多见于 40 岁以上者，男性多于女性。病程常超出数年或十余年，表现为无症状期与症状轻重不等的发作期交替出现，其发作频率长短不一，也可有无明显的症状而发展为胰功能不全等表现。

在病变早期，仅见上腹部不适、食欲不振、阵发性腹痛。腹痛多位于上腹正中或上腹偏左，可放射至背、两胁、前胸等处。腹痛多是因饮酒、饱食或高脂肪餐诱发。疼痛与体位变换有关，平卧时加重。前倾坐位或弯腰、或侧卧卷腿时可减轻，常伴有发热。

◆ **治 疗**

按摩足部脾、肝、肾、胰、输尿管、膀胱、十二指肠、上下身淋巴腺等反射区。刺激反射区以酸痛而能忍受为度（图 3—15）。

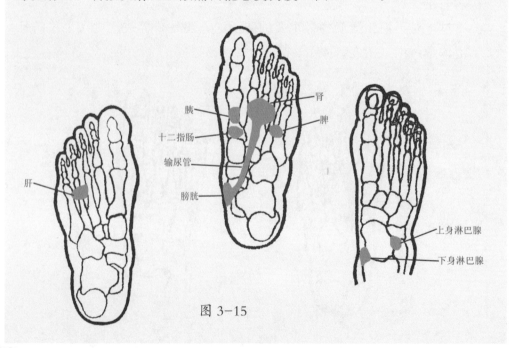

胰

肾

脾

十二指肠

输尿管

膀胱

肝

上身淋巴腺

下身淋巴腺

图 3—15

慢性胰腺炎在治疗的同时，必须绝对戒酒、避免饱食和摄取高脂肪食物。尤其应注意的是，急性胰腺炎必须送往医院治疗，以免危急生命。

恶心

恶心是指有强烈想呕吐的感觉，这是因为呕吐中枢受到刺激而引发的。其原因有食物中毒、脑溢血、消化系统疾病、尿毒症、眼睛疲劳、压力过大等，既繁多又复杂。但通常以饮食过量和食物中毒较为多见。

如果怀疑是由食物中毒所引起的，只须让患者嚼生黄豆，如果立刻吐出来，基本上能够排除食物中毒的可能。因食物中毒的人感觉不出生黄豆的腥味，而不至于当场呕吐。

◆ 治 疗

1. 足部穴位疗法

消化不良或来自各种压力所致的恶心、胃部不适，可选用"第二厉兑"作为治疗主穴。另外，"第二大敦""里内庭"与"足三里"也是消除恶心感的重要穴位。

如果是消化不良引起的恶心，可用发夹刺激"第二厉兑"。若为慢性肠胃病而欲呕吐时，以香烟灸为佳。孕妇特有的恶心呕吐，如果严重干扰正常饮食，则可用香烟灸"第二厉兑"（图 3－16，3－17）。

2. 足部反射区疗法

经常按摩脾脏、胃、腹腔神经丛、肝脏、十二指肠反射区，可获得良

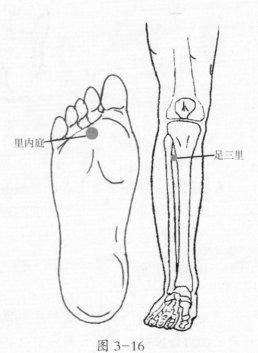

里内庭

足三里

图 3－16

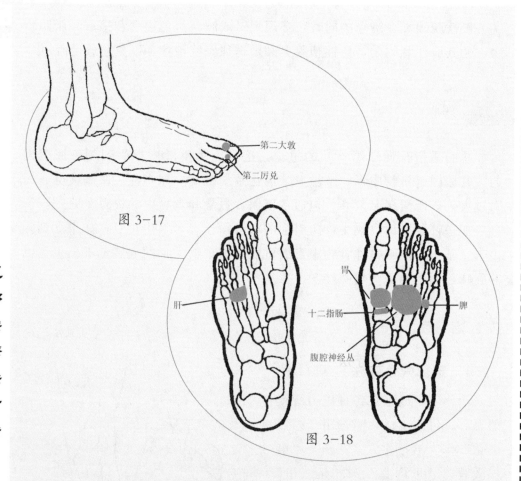

第二大敦

第二厉兑

图 3-17

胃

肝

十二指肠

腹腔神经丛

脾

图 3-18

效（图3—18）。

爱心提醒：若是食物中毒，切不可阻止患者呕吐，应尽量设法让患者将胃内食物吐干净，并立即送往医院诊治。

痔疮

痔疮是由于肛门附近血液循环不良，静脉曲张而形成的静脉团块。痔疮患者用力排便时，腹压升高，使微血管破裂，从而导致痔疮出血。

痔疮可分内、外痔及混合痔三种，其中又以外痔患者占绝大多数。痔疮的形成与个人生活习惯有着很大的关系，如饮酒过量、嗜食辛辣食物、久坐缺乏运动、长期便秘或腹泻者就易引发痔疮。

症状轻者，休息后瘀血现象便会消失，即使略显红肿也不会妨碍生活和工作，因此很容易被患者忽略。如果常不予理会，以致症状逐渐加重，则会因每次排便引起流血而导致贫血，并会引发剧烈疼痛，所以，在发现时就应及时根治，以免承受不必要的病痛。

◆ **治 疗**

1. 足部穴位疗法

治疗痔疮的关键是促进血液循环。因此，"金门"和"足通谷"就是最重要的穴位，皆宜用灸法。治疗时以病侧为重点，另一侧为辅助（图3—19）。

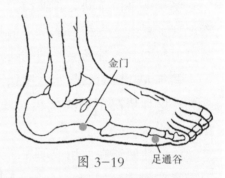

图3—19

2. 足部反射区疗法

经常按摩肛门、直肠、骶骨、肾、输尿管、膀胱、上下身淋巴腺反射区，能有效促进血液循环，对痔疮有较好的防治效果（图3—20）。

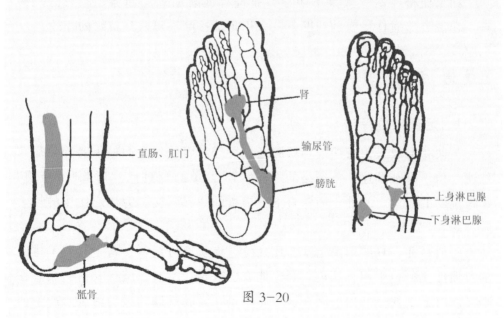

图3—20

足部按摩祛百病

便秘

▶▶

便秘是指大便秘结不通，排便时间延长，或欲大便而艰涩不畅的一种病症。其可引起腹部胀满，甚则腹痛、食欲不振、头晕头痛、睡眠不安。长期便秘还会引起痔疮、便血、肛裂等并发症。

便秘多是由于缺乏排便动力（如膈肌、腹肌等衰弱），肠道所受刺激不足（主要由于食物对大肠、直肠机械的或化学的刺激不足），肠黏膜应激能力减弱（各种肠黏膜的病变，如痢疾等）造成的。

老年人会因为肠管紧张度低下，蠕动功能下降而产生的迟缓性便秘最多见。这种情况下的粪便粗而硬，排便需用大力气，这样就导致了痔疮出血。

痉挛性便秘在使用或增加缓泻药未必能使便秘得到明显改善，反而会引起腹部膨满、腹痛，肠鸣音亢进。此时因肠管紧张度增强及痉挛性收缩，粪便小而硬呈兔粪状。所以，应在使用缓泻药的同时配合应用抑制肠管运动的抗胆碱药。

如果便秘经治疗效果不明显，而且有逐渐加重的趋势，应去医院检查。在没有器质性病变的情况下，采用足部按摩法可收到较好的疗效。

◆ 治 疗

1. 足部穴位疗法

与便秘形成最为密切的当属脾经、胃经和膀胱经。而最重要的治疗穴位便是位于脚趾端这三条经络的终、始点。其中"隐白""厉兑""至阴"是很重要的穴位。此外，内踝直上三横指的"三阴交"为治疗便秘的特效穴（图3-21）。

一般轻症，只要用手指揉、压穴位，症状便可缓解。若是几天不排便的习惯性便秘，则用香烟灸，必定能有所改善。不过，施行穴道刺激宜在早餐前（上午6～8时）。因在这段时间里，大肠的蠕动最为活泼，产生的

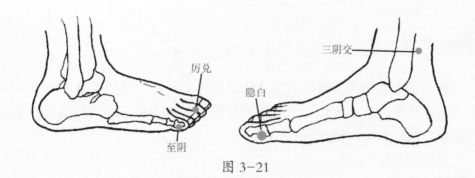

图 3-21

效果更为显著。

另外,早餐后若有入厕的习惯,可将脚先抬起,再放下,反复几次后,再以手指刺激穴位,这样可收到事半功倍的效果。

2. 足部反射区疗法

按摩直肠、肛门、升结肠、横结肠、降结肠反射区,可取得满意的效果。若结合脚踏鹅卵石的踏石保健法,防治便秘的效果会更佳(图3-22,3-23)。另外,应多食蔬菜、水果等纤维多的食物,早餐前饮凉水或凉牛奶,保持精神舒畅,养成每天早晨规律性排便的习惯,对防治便秘尤为重要。

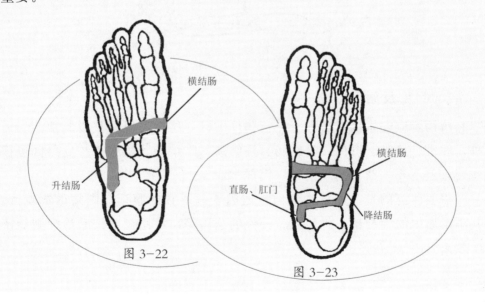

图 3-22

图 3-23

腹泻

腹泻是指排便次数增多，泻下粪便稀薄如水，为其主要症状，夏秋两季多见，包括急慢性肠炎、肠结核、胃肠神经功能紊乱、结肠炎等，多由细菌感染和胃肠功能障碍所致。

◆ **治 疗**

1. 足部穴位疗法

位于小趾外侧的至阴穴，对于腹泻有较好的效用，应加强对至阴穴的揉按（图3—24）。

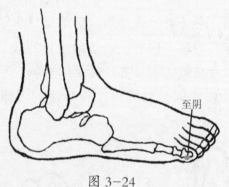

至阴

图3—24

2. 足部反射区疗法

腹泻者应经常揉搓胃和十二指肠反射区，这样可以调整胃肠功能。另外，脾脏、肝脏、肛门、升结肠、横结肠、降结肠、泌尿系统反射区也很重要，但不要按摩直肠反射区（图3—25）。

需要注意的是，如果是细菌性或因疾病所致的腹泻，则须尽快就医。找不出原因的生理性、神经性、慢性的腹泻等，使用足部按摩治疗则能产生效果。

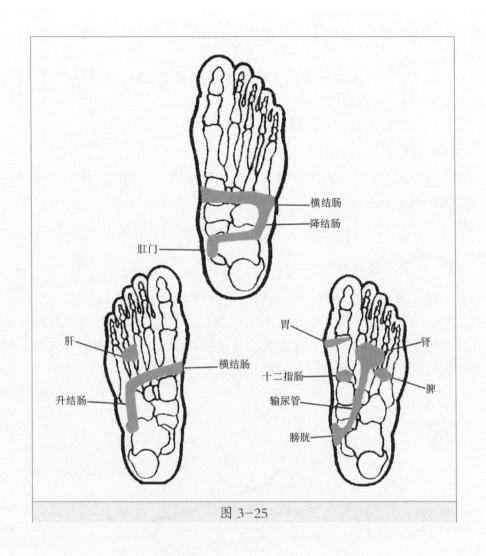

图 3-25

 肝病

肝脏是人体中最强壮的脏器，它的主要功能除了对营养物质进行处理和蓄积等重要作用外，还有分解体内毒素、体外侵入的毒素和代谢废物等功效。肝脏是捍卫健康的重要防线，一旦受到伤害，就会产生重大病变，并对其他脏器产生极大的影响。

肝病虽然有脂肪肝、肝硬化、肝癌等许多种，但令大多数现代人感到头痛的就是各类肝炎。肝炎的传染速度和范围都非常惊人，让人防不胜防。

一般来说，肝炎可分为急、慢性肝炎两大类。症状除类似感冒的发烧、食欲不振外，都有容易疲劳、倦怠感等症状。

◆ 治 疗

到目前为止，西医尚未发现治疗肝病的特效药，因此无法完全控制病情。现利用足部按摩疗法，只要有耐心，并注意饮食起居，效果会十分明显。

1. 足部穴位疗法

无论肝炎或其他肝病，都以始自足拇趾侧的肝经上的穴位为治疗重点。其中以"太冲"为主。除太冲外，"行间""大敦"，都是对肝脏有重大作用的特效穴。操作时，可用发夹或牙签刺激穴位。肝硬化和酗酒引起的肝炎则用香烟或艾炷灸（3—26）。

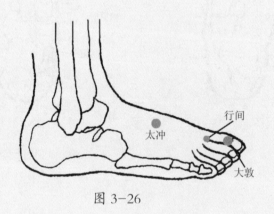

行间
太冲
大敦

图 3—26

2. 足部反射区疗法

在进行足部反射区按摩时，除了肝脏、胆囊反射区外，淋巴腺、十二指肠反射区也很重要。肝脏不佳者，按压这些部位会有疼痛感觉。另外，施行足部按摩治疗时，不要忘了泌尿系统。经过足部按摩刺激后，尿的颜色和气味会变浓，这是好转前的预兆，不必担心（图 3—27）。

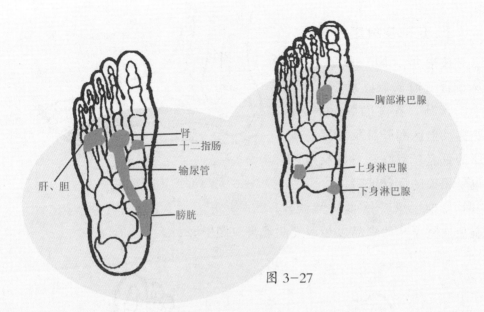

肾
十二指肠
输尿管
肝、胆
膀胱

胸部淋巴腺
上身淋巴腺
下身淋巴腺

图 3—27

 慢性胆囊炎

慢性胆囊炎常因胆囊结石的存在而发生，在反复发作的患者中约70％有胆囊结石。由于感染导致炎症反复发作，轻者胆囊壁有炎性细胞浸润，重者胆囊的正常结构被破坏，以致纤维组织增生，瘢痕形成，完全丧失了浓缩和排出胆汁的功能。

慢性胆囊炎的患病率男性高于女性，尤其多见于中年和肥胖者。临床症状常不典型，可持续多年无症状，但大多数患者既往有胆绞痛病史，主要表现为反复发作性上腹部疼痛，常发生于晚上和饱餐后，呈持续性，伴有厌油腻食、腹胀、嗳气等消化道症状，有时出现右侧肋部和腰背隐痛。

◆ **治 疗**

1. 足部穴位疗法

揉按足部行间、太冲、足临泣、足窍阴等穴位（图3—28）。

2. 足部反射区疗法

按摩肝、胆、腹腔神经丛、肾、输尿管、膀胱、胃、十二指肠、各淋巴腺反射区。胆囊反射区和肝脏反射区是按摩的重点，胃肠和肾脏反射区也是相关的反射区带。

另外，患者饮食应清淡，避免油腻厚味的食品以免诱发胆囊炎（图3-29）。

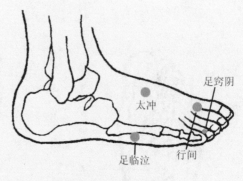

图 3-28

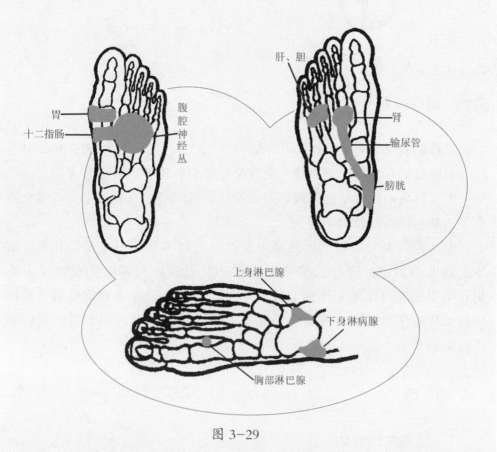

图 3-29

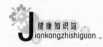

足疗的几种配方

1. 保健足浴配方

当归15克，黄芪20克，红花10克，苏木10克，泽兰10克，生地10克，川椒10克，葛根15克，细辛6克，黄芩15克，伸筋草15克，酸枣仁15克。煎汤凉置45℃浴足。

2. 高血压病配方

方一：吴茱萸15克，黄柏15克，知母15克，生地黄15克，牛藤15克，生牡蛎50克。加水煎煮，去渣取液，待温后浸洗双足10分钟，每日1次，7～14日为一疗程。

功效：清热燥湿，疏肝除烦。

主治：阴虚阳亢型高血压病出现眩晕、颜面红赤、口苦口干者。

方二：磁石18克，石决明18克，桑枝6克，枳壳6克，当归6克，党参6克，黄芪6克，乌药6克，蔓荆子6克，白蒺藜6克，白芍6克，炒杜仲6克，牛膝6克，独活6克。前两味药先加水煎汤，再加其余12味共煎，去渣取液，洗浴双足，每日1次，每次约1小时，10日为一疗程。为保持水温，在洗浴过程中可适当添加热水。

功效：镇肝熄风，柔肝补肾，益气养血。

主治：高血压病引起的头痛、眩晕、麻木等。

方三：钩藤20克，冰片少许。将钩藤切碎，加少许冰片，入布包，放入盆内加温水浸泡备用。每日晨起和晚睡前各洗浴双足1次，每次30～45分钟，10日为一疗程。

功效：疏风清肝，熄风止痉。

方四：桑树皮15克，桑叶15克，茺蔚子15克。加水2 000毫升煎至1 500毫升左右，去渣取液，凉至不烫足时洗泡双足30分钟，每日1次，洗毕睡觉。为保持水温，在洗浴过程中可适当添加热水。

功效：疏风清肝，化瘀止痛。

主治：高血压病等原因引起的头痛。

三、心脑血管疾病

 心脏病　▶▶▶

心脏病是包括心肌病、冠状动脉型心脏病、心瓣膜病变及心律失常等病症的总称，致病的原因以动脉硬化居多，而高脂血症、抽烟、精神因素、生活不规律等，都是心脏病发作的诱因。

一般的心脏病最常见的症状，有呼吸不畅、心悸等，发生心肌缺血时，会出现心脏被牵扯般疼痛的感觉，严重者可危及生命。足部按摩疗法，对这类疾患有较好的预防保健作用。

◆ **治疗**

1. 足部穴位疗法

在足部穴位中，和心脏关系最密切的是"泉生足"与"第二泉生足"。除此之外，脚背的"京骨"，也是治疗时不可或缺的穴位。操作时，均以指压刺激法最为适合（图3－30）。

在急性心脏悸动的治疗上，还可指压手掌上的劳宫穴（握拳时，中指指尖对应的部位），以及手腕和手肘间正中央处的郄门穴，效果较为明显（图3－31）。

2. 足部反射区疗法

按摩肾、输尿管、膀胱、肾上腺、心脏、

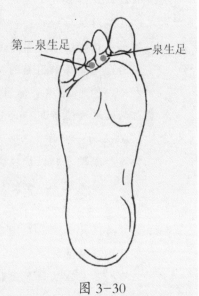

图3－30

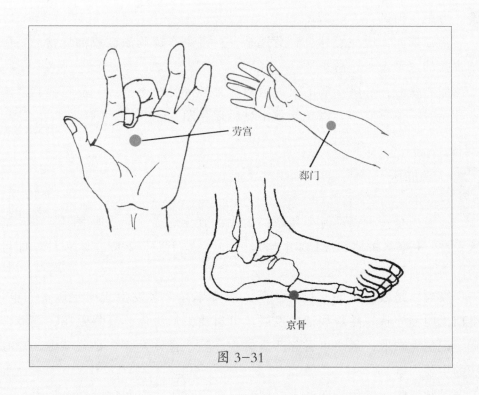

图 3-31

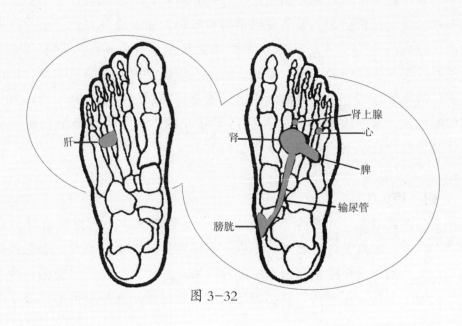

图 3-32

脾、肝脏反射区。

治疗期间，应注意休息，劳逸结合；避免辛辣刺激性或油炸食品，限制食盐的过量摄入，忌烟酒。

爱心提醒：心脏疾病的反射区治疗务必接受医生指导，而且症状严重者开始时需慎重实施，以免导致不良后果（图3-32）。

 ## 高血压

高血压是一种以动脉血压增高为主的临床综合征，凡收缩压≥140毫米汞柱（1毫米汞柱≈0.133千帕），（和）或舒张压≥90毫米汞柱，即可诊断为高血压病。

高血压是最常见的心血管疾病，患病率高，多发生于中年以上人群，早期无明显症状，随着病情的发展，可出现头晕头痛、耳鸣眼花、心悸失眠、记忆力减退，最终可引起严重的心、脑、肾并发症，是脑卒中、冠心病的主要因素。

动脉压随年龄增长而升高，同时心血管病死亡率和危险性也随着血压水平的升高而逐渐增加。发病原因不明确的称为原发性高血压，这类患者占高血压病的90％以上。少数患者的高血压是某些疾病的一种表现，称为继发性高血压。一般来说，肥胖、营养不均衡或摄取盐分过多等是形成高血压的重要诱因。由于高血压的治疗需要长期用药，况且降压药都有一定的副作用，这些因素都让患者感到十分苦恼。对于轻度高血压患者而言，足部按摩疗法安全可靠，效果也较为明显。

◆ 治 疗

血压的调节是一个非常复杂的过程，主要取决于心排血量和外周阻力。心排血量本身受各种因素的影响，如细胞外液容量、心率、心肌收缩力等；总外周阻力也受诸多因素的影响，如交感神经系统、副交感神经系统等。为了不让血压升高，就必须使血液循环畅通，这是取得治疗效果的关键所在。

1. 足部穴位疗法

足被称为"第二心脏"，是高血压的重要治疗区域。其中效果最显著的就是"涌泉穴"与"第二泉生足"。足拇趾根部外侧、靠近趾缝的"降压点"，更是名副其实的降压特效穴（图3—33）。

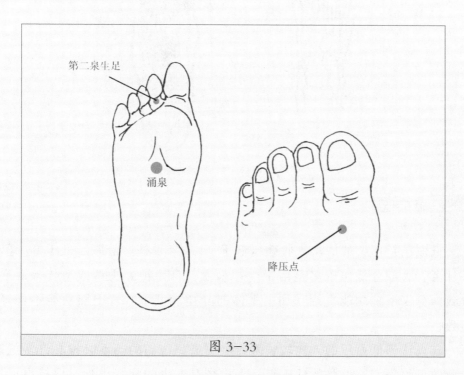

第二泉生足

涌泉

降压点

图 3—33

治疗时，涌泉穴可用叩拍法；第二泉生足宜用拇指压揉；至于降压点，则可使用香烟灸法，效果均极为显著。此外，反复弯曲、伸直脚趾，也是便捷、有效的降压方法。

2. 足部反射区疗法

治疗时刺激肾脏、肾上腺、输尿管、膀胱、大脑、内耳迷路、心脏反射区，其中以肾上腺的影响最大。按摩开始时泌尿系统的反射区需施行稍长时间的按摩（图3—34）。

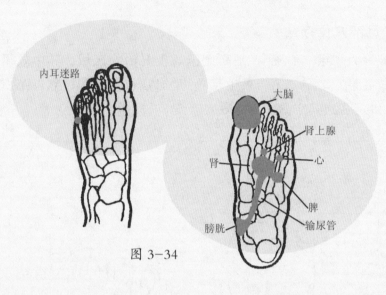

图 3-34

内耳迷路

大脑
肾上腺
心
肾
脾
输尿管
膀胱

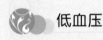 **低血压**

低血压是指一般成年人收缩压低于 90 毫米汞柱，舒张压低于 60 毫米汞柱者。大部分低血压多是由于生理病变、自律神经失调或遗传等因素，导致内分泌系统功能失调（如脑垂体前叶功能低下、肾上腺功能不全等）所致。

有人认为低血压的人比较长寿，事实上，他们的确不必担心许多危及生命的可怕病变。但是放任不管，一样会有不少的症状出现。保持血压正常，才是健康人该有的状态。

和高血压患者比起来，低血压患者，其中有相当一部分人没有症状，不过早上特别爱赖床，所以经常迟到，很少有人会把低血压当作"疾病"去看待。

较严重的低血压会出现头痛、耳鸣、贫血、怕冷等症状，其中又以女性居多，常伴有月经不调、情绪不稳定等现象，体质也以虚弱者居多。此时必须进行治疗，特别是体位变动，如突然起立时，出现眼前发黑、头晕欲倒等现象，则更应引起注意。

◆ 治 疗

1. 足部穴位疗法

足底是人体的第二心脏，与维持人体血液循环的关系密切。"足心"对升压效果具有卓效。此外，"心包区"（脚掌中分线的中央），以及第三趾内侧甲根下角的"足47"，也具有升压效果。

每天拍打脚底的"足心"和"心包区"，也可以用香烟灸，有利于调整血压。"足47"可压揉、按摩，或用香烟灸法，均可获得升压效果。治疗时，应以压痛感较重的一边作为重点（图3-35，3-36）。

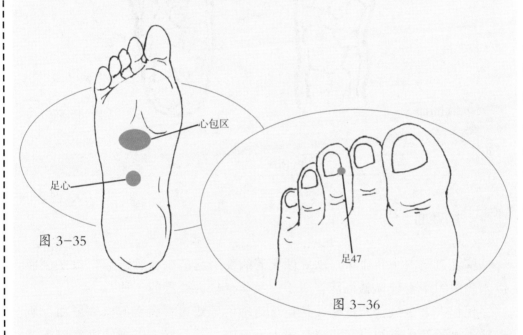

心包区

足心

图3-35

足47

图3-36

2. 足部反射区疗法

按摩刺激肾脏、输尿管、膀胱、内耳迷路、肾上腺、大脑、脾、心脏反射区。其关键在于有耐性地持续进行下去（图3-37）。

另外，调整生活质量，充分摄取蛋白质、维生素类等；讲究生活规律，每天持续适度适量的运动，改善体质。

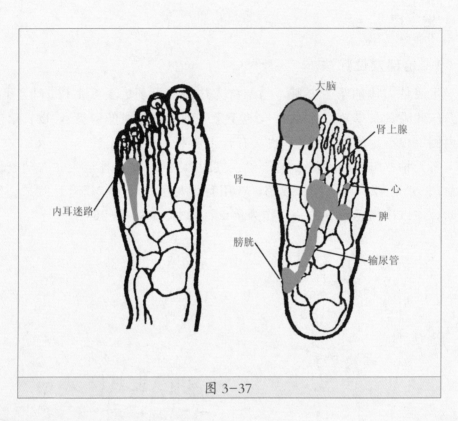

图 3-37

 脑溢血 ▶▶▶

脑溢血是由于高血压、动脉硬化等病变引起的脑血管破裂，致使血液浸入脑组织中，破坏脑机能，属于中风病变较为严重的一种。

现代人大多数营养过剩，且缺乏运动，导致血管病变的概率增加，所以脑溢血的发病率相当高，曾高居十大死因之首。好在近来健康常识逐渐普及，对盐分摄取量有所减少，脑溢血发病率也有所降低。

脑溢血只要稍有延误，便会有致命的危险。即使运气好保住了命，也是半身不遂，或语言障碍等后遗症，这需要较长时间的恢复。

诱发脑溢血直接原因是动脉硬化。另外，高血压、高胆固醇血症、抽烟等，也是其重要的原因之一。因此，对于高血压患者来说，应尽量避免各种诱因，降低发病率。

◆ **治 疗**

1. 足部穴位疗法

"足窍阴"与"大敦"是预防脑溢血发作的特效穴。每天压揉上述穴位至产生温热感为止。若伴有头痛者，可用牙签束刺激"大敦"与"足窍阴"（图3—38）。

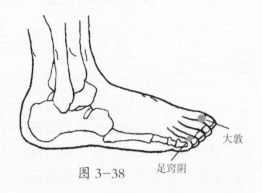

图 3-38

大敦

足窍阴

2. 足部反射区疗法

经常按摩心、肾、输尿管、膀胱、肝、脾、肾上腺反射区，可以降低脑溢血的发病率（图3—39）。

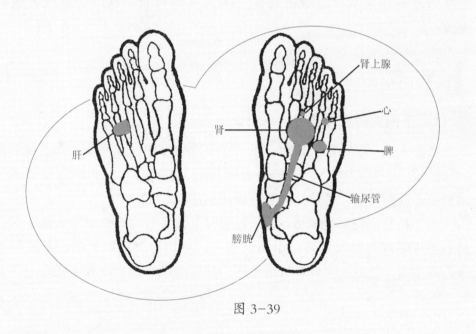

肾上腺

心

肾

脾

肝

输尿管

膀胱

图 3-39

脑溢血一旦发作，任何举措都已经迟了。因此，事先应当采用有效的疗法来防止它的发作。

爱心提醒：如果高血压患者发现足拇趾和第四趾上有一些斑点、条纹等痕迹（也可能在趾甲表面），便应引起重视，因为这是脑溢血发病的危

足部按摩祛百病

险讯号，应当立即采取相应措施或送往医院进行治疗。

心悸 ▶▶▶

心悸是自觉心中悸动，惊惕不安，不能自主的一种病证。

正常成年人安静状态下的心率在每分钟 60～100 次范围以内，当超出这一范围则属于心律失常。如心跳次数不规则，忽快忽慢则导致心悸。

心悸多在运动或情绪激动的情况下出现，患者感到心脏跳动剧烈，呼吸也随之困难。

人的心跳速度和心理状态有着密切的关联。因此，心悸有些是病理性的，也有相当一部分是由自律神经失调或心理因素所引起的。但是，如果经常出现心悸症状，应到医院做一次彻底的检查。以排除病理性因素所致。

◆ 治 疗

1. 足部穴位疗法

足是人体第二心脏，因此，足穴在心悸治疗中占有一席之地。足部的"心包区"和"泉生足"与心脏有着密切的关联。由于"大敦"与脑部关系密切，故而对心悸的治疗亦有着影响（图 3—40）。

由于这些部位都很敏感，所以施治时必须要有耐心，对于上述各穴位的刺激应适度，刺激过强会引起反效果。可用拇指仔细按摩，若效果不佳，再改用牙签或发夹针端轻度按压。如果心跳剧烈、呼吸不畅，可用香烟灸大敦。

2. 足部反射区疗法

按摩心、肾、输尿管、膀胱、肾上腺、胸部反射区，对心脏病的预防和恢复有很大帮助，同时对心肌梗死患者的康复也有显著疗效。另外，对心脏反射区的刺激应柔和些（图 3—41）。

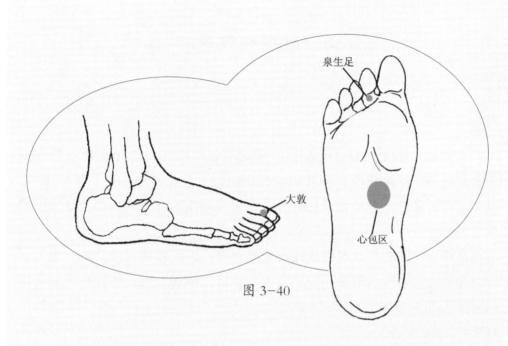

图 3-40

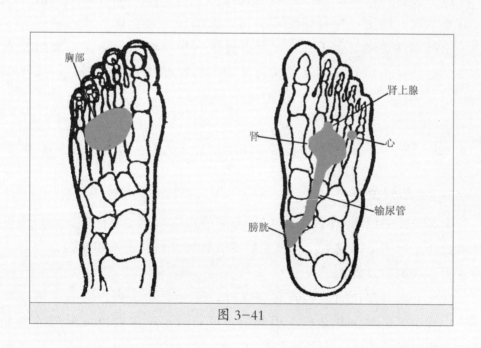

图 3-41

四、神经系统疾病

 头痛　　　　　　　　　　　　　　　▶▶▶

头痛是一种常见的自觉症候，多见于各种疾病，如感染性发热性疾病、高血压、颅内病变、血管神经性头痛、一氧化碳中毒、酒精中毒等。除了生理病变外，神经衰弱、疲劳、生活或工作压力过重，都会导致不同程度的头痛。

此外，女性在月经期间或接近更年期时，由于血液循环受阻，也很容易引起头痛。很特别的是，穿的鞋子太小也会引起头痛。年轻女性穿高跟鞋引起头痛并不少见。换鞋子来治疗头痛的例证，在外国已是屡见不鲜了。

由于头痛的病因多样，其临床表现也有所不同，如神经性头痛，部位在头顶或不固定，伴有记忆力减退、失眠等。血管性头痛，常位于一侧，呈搏动性，多发生于女性，可由过敏、月经来潮等诱发，晨间发病为多。总之，头痛的临床表现较为复杂，所以必须找出原因，以便对症治疗。

◆ 治　疗

1. 足部穴位疗法

引起头痛的原因不同，治疗时所选用的穴道自然也不同。比如，偏头痛可选择足窍阴加以刺激。感冒发烧所引起的头痛，可选用至阴，它是消除这类症状的特效穴。

此外，五官都在面部，若有病变时，便会引起头痛。例如过敏性鼻炎、中耳炎等。如由耳朵病变引起的，可刺激小趾内侧甲根附近的内至阴；鼻病引起的头痛，则可刺激隐白。几乎所有治疗头痛的特效穴位都在脚趾上的甲根附近。

进行穴位刺激时，两边都要兼顾。比如偏头痛，左边痛以左脚穴位为治疗重点，右边为辅。至于刺激的强度，则视头痛程度而定（图3-42）。

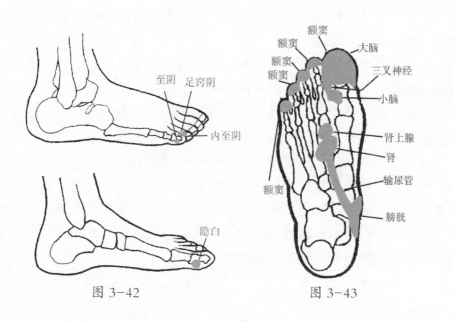

图 3-42   图 3-43

2. 足部反射区疗法

找出头痛的原因后，刺激相应的反射区即可。不过，大脑与小脑反射区对所有的头痛症皆有效。另外，三叉神经、肾上腺、额窦反射区也很重要。

高血压等引起的血管性头痛，降低血压很重要，特别是需揉搓小脑反射区。因肌肉紧张所引起的头痛（因工作等产生的头疲劳），应仔细揉搓肾上腺、肾脏、输尿管、膀胱四个反射区。因眼睛疲劳所引起的头痛，则揉搓第二、第三趾的脚底较为有效（图3-43）。

 失眠

失眠是一种睡眠障碍，主要表现为夜间不易入睡，或睡眠程度不深，或时睡时醒、多梦，醒后难以再入睡，甚至整夜不能成寐。常伴有头晕、头痛、记忆力减退、食欲不振、精神疲乏等症状。

失眠的机制是大脑皮质兴奋和抑制失调，高级神经活动的正常规律遭到破坏。当大脑皮质内抑制强度减弱，或兴奋过程转化为抑制过程的能力不足，即使到了睡眠时间，也不能很好地发挥抑制作用，造成难以入眠的状态、容易觉醒等现象。

造成失眠的原因有很多，大致可以归纳为心理因素、生理因素、环境因素和病理因素四大类。偶尔失眠也可发生于健康人。比如，白天或睡前过度兴奋，或因环境不好，太冷、太热、噪音、床被不适，或睡前饮咖啡、浓茶等等，都可能会引起失眠，但多是暂时性的。

病理性失眠是因各种疾病引起的。如各种疾病引起的疼痛发热、咳喘、瘙痒、心悸等都能引起失眠。在临床上，以失眠为主要症状，无明显的其他诱因，这多是神经衰弱引起的。近年来由于生活节奏加快，精神压力加大等心理因素造成越来越多的人失眠。采用足部按摩对心理因素和神经衰弱造成的失眠有较好的治疗效果。

◆ **治　疗**

1. 足部穴位疗法

"失眠"（位于脚掌后方，脚跟和内踝、外踝踝尖连线的交叉点上）和"安眠4"（位于内踝上缘直上六横指处）是治疗失眠的特效穴。此外，"水泉"也是治疗失眠的重要穴位。

经常按摩上述穴位，或是就寝前用吹风机对"水泉""安眠4"两穴予以温热刺激，或用香烟或艾炷灸，可以取得很好的安眠作用（图3—44）。

2. 足部反射区疗法

刺激大脑、心脏、生殖腺、脾、肾脏反射区。由于生殖器的反射区皮肤较厚，因此应加大刺激力度。另外，两脚趾的回转可放松心情，促使睡眠。再者，因脚冷而难以入睡者，睡觉前先用温水洗脚，促进足部血液循

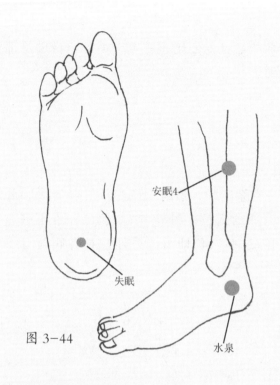

图 3-44

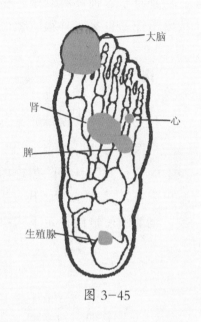

大脑

肾

心

脾

生殖腺

图 3-45

环，有助于入睡（图 3—45）。

 焦虑

　　焦虑症，可以是持续性，亦可呈发作性，属一种神经症状，以原因不明、无固定对象的焦虑、紧张不安为主要表现，注意力不集中，容易激怒，严重者似有大祸临头之感，同时伴有心悸、出汗、躯体不适等症状。

　　现代人生活压力太大，患焦虑症的人也越来越多。早上上班高峰时间容易遇上塞车，满街的噪音、废气，心里又记挂着工作、家人、同事之间的种种问题……还没到办公室，身心已经开始疲惫了。

　　精神压力过多，长期处于疲劳、紧张的状态中，容易导致肠胃功能衰弱和各种神经官能症。尤其是经常使人变得焦躁、缺乏耐性，人际关系与工作都无法顺利开展，并形成恶性循环。如果不彻底消除的话，便会永久地被困扰着。

置身于这种环境当中，学会放松自己的心情很重要。另外，借助足部按摩治疗，也是一种很有效的做法。

◆ 治 疗

1. 足部穴位疗法

中医认为"肝主怒"，因此，消除烦躁、焦虑，应当从肝经着手。肝经上的"行间"是消除焦虑的最有效的穴位。另外，"心包区"也不可忽略。施行足部疗法时，用手指刺激这些穴位即可。另外，对脚底施行冷敷，也能够使情绪稳定下来（图3—46）。

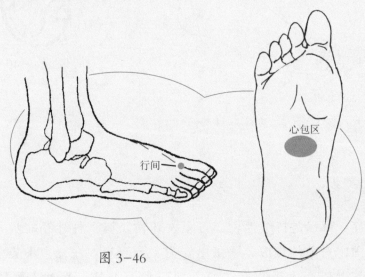

心包区

行间

图 3—46

2. 足部反射区疗法

按摩肾、输尿管、膀胱、心、肝、脾、大脑、腹腔神经丛反射区，其中心、大脑和腹腔神经丛反射区是重点按摩部位（图3—47，3—48）。

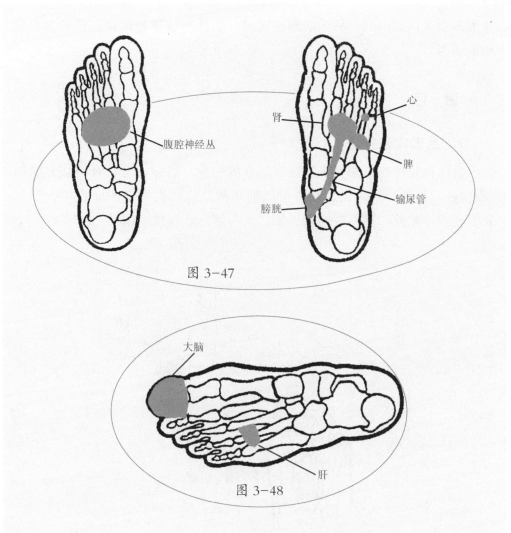

图 3-47

图 3-48

 自律神经功能紊乱

▶▶▶

　　焦躁、疲倦、手脚冰冷、头重、失眠……去医院检查也查不出任何原因来，这种情况多半是自律神经功能失调所致。

　　既然称为"自律"神经，很显然就不受人们意识的支配。其功能包括调节内分泌及脏腑功能、心血管收缩与扩张等。它由交感神经和副交感神经所构成，这两种神经功能相互影响，以调节机体的平衡。

　　自律神经功能失调症，就是这两种神经失去平衡，造成功能混淆。多半因激素失调而引起，后天的精神压力、生活不规律和饮食失调则是它发病的诱因。

◆ 治 疗

1. 足部穴位疗法

自律神经功能失调属于神经官能症的一种，因此，与心有密切关联的"心包区"是其特效穴位。对心包区的刺激，以指腹慢慢按摩或用香烟灸较为合适。此外，还需对拇趾、第二趾和第三趾压揉（图3—49）。

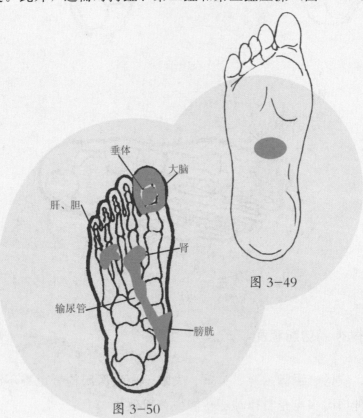

图 3—49

图 3—50

2. 足部反射区疗法

仔细按摩肾、输尿管、膀胱、垂体、肝、胆、大脑反射区，其中大脑和肾脏反射区是重点。大脑反射区有稳定情绪作用。而有人认为自律神经功能失调症主要是由于肾亏所致，所以，需重点刺激揉压肾脏的反射区，以消除肾亏现象，使自律神经功能恢复正常（图3—50）。

自律神经失调症其发生原因有多种，一部分与过度紧张有很大的关系，另外，食酸性食物（肉食）过多、运动不足等也会影响自律神经失调。因此，改变以肉食为主的生活和进行适量适度的运动是很有必要的。

 ## 面神经炎

面神经炎俗称"吊线风"，属中医学"面瘫"的范畴，是一种急性发作的单侧面神经周围性麻痹，常出现于清晨洗脸漱口时发现面部异常。部分人发病前有同侧耳内、乳突区、面部疼痛，但很少引起注意。

面神经炎患者病侧面部表情肌运动丧失，额纹消失，眼裂增大，鼻唇沟消失，口角下垂，口歪，病侧不能做皱眉、瞪闭眼、露齿、吹哨、鼓腮等动作，上下眼睑不能闭合。患侧耳后、耳内、下颌周围轻度疼痛及压痛。

◆ 治 疗

面神经炎大多采用中西医结合治疗，针灸按摩对面部神经的功能恢复具有显著疗效。

1. 足部穴位疗法

重点按摩足部厉兑、行间、太冲等穴位（图3—51）。

2. 足部反射区疗法

重点按摩三叉神经、大脑、膀胱、输尿管、肾脏、颈部淋巴结、眼、小脑反射区（图3—52）。

行间

太冲

厉兑

图3—51

另外，面部神经炎患者要保持精神愉快，避免精神紧张，坚持适当的

足部按摩祛百病

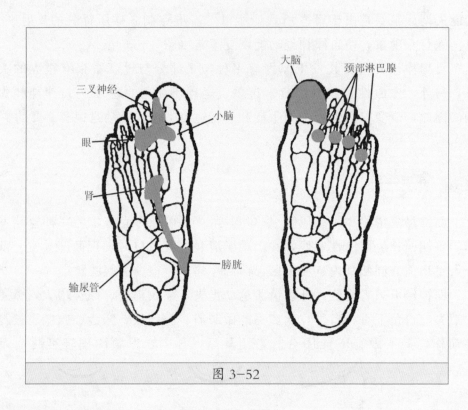

图 3-52

休息和良好的睡眠，夜间尽量避免受风寒。

 三叉神经痛

　　三叉神经痛多发生在 40 岁以上的中年或老年人，其特点是三叉神经分布区域内出现阵发性、短暂性的剧烈疼痛，数秒或数分钟后缓解，连续数小时或数天内反复发作。疼痛常因触及面部的某一点而诱发，患者不敢洗脸、漱口、进食。疼痛呈阵发性闪电式剧痛，痛如刀割、针刺、火灼，可伴有病侧面部肌肉抽搐、流泪、流涕、流涎等现象。

　　三叉神经痛可分为原发性和继发性二种，女性患者多见。发生原因尚不清楚，一般认为原发性者与受寒、病毒感染以及齿病等有关；继发性者，可能为肿瘤压迫、炎症、血管畸形等病变直接刺激所致。

◆ 治 疗

1. 足部穴位疗法

重点按摩或灸厉兑、行间、太溪等穴位（图 3-53）。

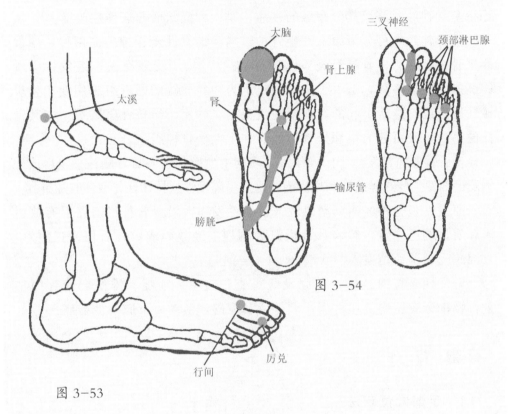

图 3-54

图 3-53

2. 足部反射区疗法

重点按摩三叉神经、大脑、肾脏、输尿管、膀胱、肾上腺、颈部淋巴腺反射区（图 3-54）。

另外，三叉神经痛病程长，很少有完全根治的，常会反复发作，西医常用药物为止痛剂，严重时行手术治疗。因此，要做好预防，平时应保持精神愉快，胸怀开阔，避免精神紧张；有规律地饮食起居；保持室内空气清新，避免不良环境影响；要保证有充足的睡眠。

坐骨神经痛

坐骨神经是全身最大的神经,它上起腰骶部、下至足背。坐骨神经痛是指坐骨神经通路及其分布区的疼痛,是一种症状而非病理性改变。

坐骨神经痛可分为原发性坐骨神经痛和继发性坐骨神经痛两种,原发性坐骨神经痛(坐骨神经炎),多与风湿、感染、受寒有关;继发性坐骨神经痛占绝大多数,是由于坐骨神经干为神经通路的邻近组织病变产生机械性压迫或粘连所引起的,如椎间盘突出、肿瘤、结核性感染等。按其受损的部位,又可分为根性坐骨神经痛和干性坐骨神经痛。

坐骨神经痛常发病于中青年人,多为一侧臀部、大腿后侧、小腿后或外侧及足部发生烧灼样或针刺样疼痛,疼痛呈阵发性或持续性,活动时加重。

原发性坐骨神经痛,呈急性或亚急性发作,沿坐骨神经通路上有放射痛和明显的压痛点,起病数日后最为剧烈,经数周或数月后便慢慢缓解,常因感受寒湿而诱发。

继发性坐骨神经痛,有原发病可查,咳嗽、喷嚏、排便会使疼痛加重,腰椎旁有压痛及叩击痛,腰部活动障碍,活动时下肢有放射痛。

◆ **治 疗**

1. 足部穴位疗法

可揉按昆仑、仆参、申脉、金门、束骨等穴位,也可采用灸法(图3—55)。

2. 足部反射区疗法

按摩肾、输尿管、膀胱、肾上腺、脊柱、

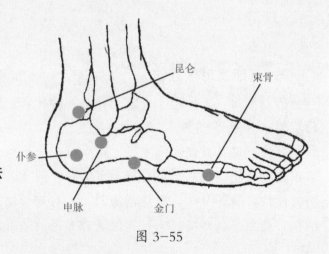

图 3—55

足部按摩祛百病

内外侧坐骨神经、膝关节、尾骨、内外侧髋关节反射区。

推拿按摩对治疗坐骨神经痛有明显的效果，可沿坐骨神经走向自下向上轻柔地按摩，以疏通经络，活血化瘀，防止肌肉萎缩。然后用略重的手法进行按压和摩擦，至皮肤发红为止，不可过于用力，以有舒服感为度。另外，如右腿痛，可将右脚放在左膝上，右手托脚跟，左手扳脚尖，头转向右侧用力扳，可止痛（图3—56）。

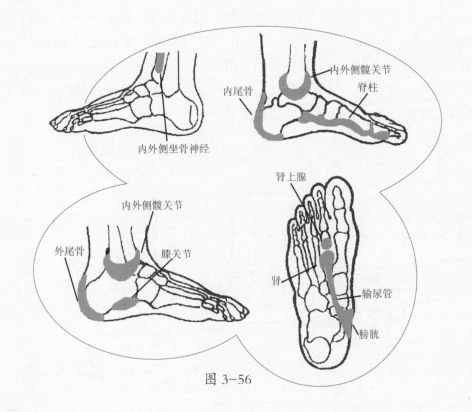

图3—56

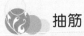 **抽筋** ▶▶▶

平时缺乏运动的人，偶尔在白天进行激烈的运动，晚上睡着后，有时会因小腿突然产生收缩般的感觉而痛醒，这种现象就是我们常说的"抽筋"。

体质虚弱的女性，在寒冷的冬夜常会受到抽筋的困扰。抽筋的瞬间相当痛苦，不过等抽痛过去后，便无大碍，不致对生活、健康产生太大影响。若不幸在游泳而又四下无人时发生，就相当危险了。所以，平时应多注意防治。

小腿抽筋是腓肠肌受到突然强烈运动的刺激，或长时间的疲劳所引起的，所以运动前的热身运动，以及运动后的放松活动或按摩都是不可忽略的。

防治措施

中医认为"肝主筋"，所以常抽筋的人大多是肝、胆功能异常（亢奋或不足）所致。治疗时以胆经"足窍阴"最具效果。膝下小腿外侧的"阳陵泉"，也不可忽视，因为针灸学上有"筋会阳陵"的说法。治疗时，可用牙签束刺激两边穴位，但以病侧穴道为主。

另外，脚背的"足临泣"（属于胆经），也可当作治疗的辅助用穴。若运动前将此处揉搓至发热，可预防抽筋（图3－57）。

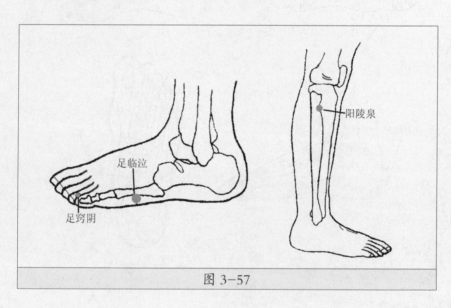

图3－57

五、泌尿系统疾病

肾脏病

肾脏病中最多见的是肾炎，即肾小球的炎症所引起的疾病，其主要症状为血尿、水肿、血压上升、有倦怠感等。

肾脏的生理功能主要是把停留在血液中的废物和有害物质从尿液中排出，以净化血液。当肾脏机能减弱后，废物便会在血液中停留，并随血液到处流动，侵入大脑，便进一步刺激脑细胞，引起头痛；到达皮肤，则成为肿物和皮肤病的病因之一，严重地影响着机体的健康。

当机体出现原因不明的浮肿、疲乏、腰痛等，理应怀疑到肾脏的损害。由于肾脏是非常能忍耐的器官，若非其情况相当恶劣，一般是很难发现其症状的。

◆ 治 疗

足部反射区疗法

仔细揉按肾脏、输尿管、膀胱、肾上腺、上下身淋巴腺反射区。起初会感到疼痛，因此刺激强度要适度，逐渐增长按摩时间。治疗后会出现尿量增加、气味加重、颜色变化等情形，这是好转时暂时性的反应（图3－58）。

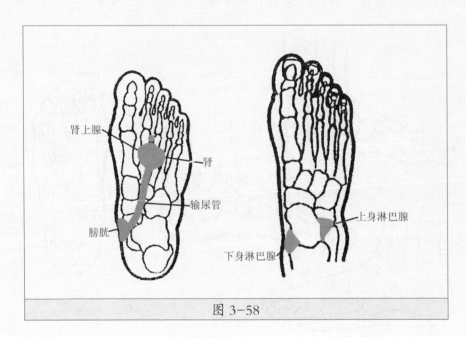

肾上腺　肾　输尿管　膀胱　上身淋巴腺　下身淋巴腺

图 3－58

遗尿

▶▶▶

遗尿，是指3周岁以上的小儿在睡眠中不知不觉地将小便尿在床上。3周岁以下的婴幼儿，由于智力发育尚不完善，排尿的习惯还未养成，或贪玩少睡、精神过度疲劳，均能引起暂时性遗尿，这都属于正常现象。

遗尿一般分器质性和功能性两类。器质性遗尿多见于神经系统疾病，如隐性脊柱裂、腰椎损伤、癫痫等，以及泌尿系统疾病，如后尿道瓣膜、输尿管开口异常及泌尿系感染等；功能性遗尿，多由于精神过度紧张，体力过度疲劳（白天贪玩，夜间睡眠过熟），缺乏随意排尿功能的训练，以及家族遗传因素等原因所致。

◆ 治 疗

1. 足部穴位疗法

揉按或灸太冲、行间、水泉、太溪等穴位（图3-59）。

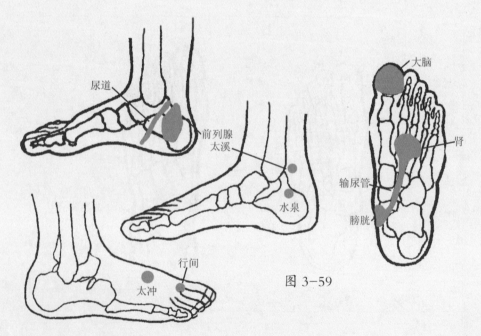

图3-59

2．足部反射区疗法

按摩肾脏、输尿管、膀胱、尿道、前列腺、大脑反射区。另外，按摩小趾，刺激脚底也很有效。因为，脚底有通往脑垂体、延髓、肾上腺之重要经穴，轻轻加以按摩刺激，可促进神经系统的发育（图3—59）。

尿失禁

尿失禁是指尿液不能自主地排出，人为不能控制地尿液外溢。主要分为神经性、压力性和充溢性尿失禁三种类型。

神经系统疾病或损伤所致尿失禁，同时伴有肢体麻木、疼痛、感觉障碍、运动失常等。

压力性尿失禁，多见于中年人、肥胖者，当腹压增加时，尿液不随意地流出。

充溢性尿失禁者，主要表现为尿急，排尿困难，小腹胀痛，膀胱区膨隆。

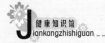

健康知识馆
jiankangzhishiguan

尿失禁的预防

1．良好的心态

以积极平和的心态面对生活和工作中的成功、失败、压力和烦恼，学会自己调节心境和情绪。

2．加强体育锻炼

加强体育锻炼，积极治疗各种慢性疾病。肺气肿、哮喘、支气管炎、肥胖、腹腔内巨大肿瘤等，都可引起腹压增高而导致尿失禁，应积极治疗该类慢性疾病，改善全身营养状况。同时要进行适当的体育锻炼和盆底肌群锻炼。

3．合理饮食

饮食要清淡，多食含纤维素丰富的食物，防止因便秘而引起的腹压增高。

◆ **治疗**

1. 足部穴位疗法

按摩或灸涌泉、足临泣、太溪、太冲等穴位（图 3-60）。

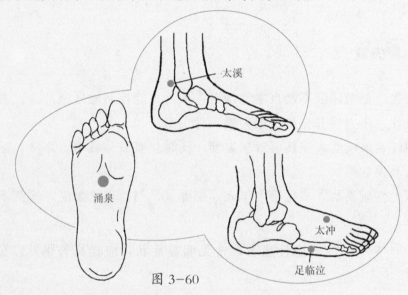

太溪

涌泉

太冲

足临泣

图 3-60

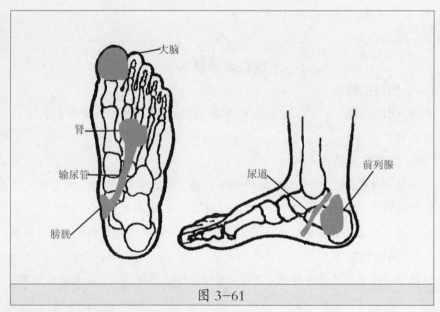

大脑

肾

输尿管

膀胱

尿道

前列腺

图 3-61

2. 足部反射区疗法

按摩肾、膀胱、输尿管、前列腺、尿道、大脑反射区（图 3—61）。

六、代谢与内分泌性疾病

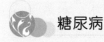

糖尿病

▶ ▶ ▶

糖尿病是一组遗传和环境因素相互作用而引起的临床综合征，因胰岛素分泌绝对或相对不足，以及靶组织细胞对胰岛素敏感性降低，引起糖、蛋白、脂肪、水和电解质等一系列物质代谢紊乱。

糖尿病最典型的症状是"三多一少"，即多饮、多食、多尿、体重下降。不典型和轻症或隐性患者，常无明显症状，应提高警惕，以免贻误诊断。

糖尿病大致上分为Ⅰ型和Ⅱ型糖尿病。Ⅰ型糖尿病是胰岛素依赖型，可发生在任何年龄，临床特点为起病急，多食、多尿、多饮、体重减轻等症状较明显，有发生酮症酸中毒的倾向，必须依赖胰岛素治疗维持生命。

Ⅱ型糖尿病是非胰岛素依赖型糖尿病，也可发生在任何年龄，但多见于 40 岁以后中老年人。大多数患者起病缓慢，很少有酮症酸中毒倾向，但有时亦需要胰岛素控制病情。

糖尿病的病因与遗传、病毒感染、自身免疫因素有关，加上肥胖、饮食油腻以及精神上的压力，遂致发病。糖尿病并发症可遍及全身各重要器官，如动脉粥样硬化性心脑疾患、糖尿病性肾病变，以及糖尿病视网膜病变等。

糖尿病患者若出现肢端感觉异常，分布如袜子或手套状，伴麻木、针刺、灼热、痛觉过敏或脚有踏棉垫感，多并发有周围神经病变，常为对称性出现，下肢较上肢严重。

目前对糖尿病无完全根治的疗法，所以，一旦患了糖尿病，为防止病情恶化，必须多了解这方面的医疗常识，并耐心地接受有效的治疗方法，当然也包括足部按摩疗法。

◆ **治 疗**

1. 足部穴位疗法

涌泉穴对解除糖尿病口渴症状有特效，以湿布冷敷"涌泉"及脚弓部位最具效果。或将捣烂的新鲜芦苇，于睡前贴于涌泉穴周边效果也较为明显。

若想增加降低血糖的疗效，位于小腿内侧"阴陵泉"也很重要。治疗时，阴陵泉应给予较强的刺激，用香烟或艾炷灸也会收到明显效果（图3—62）。

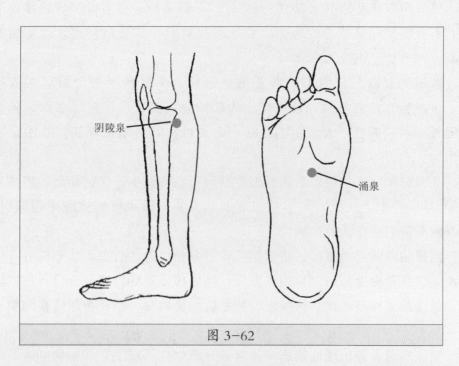

阴陵泉

涌泉

图 3-62

2. 足部反射区疗法

重点揉压肾脏、膀胱、输尿管、胰腺、脾、胃、十二指肠、大脑、上下身淋巴腺反射区。许多糖尿病患者，足拇趾内侧从趾根到趾尖处有硬块，所以需按揉，将硬块散开，使之柔软（图3-63）。

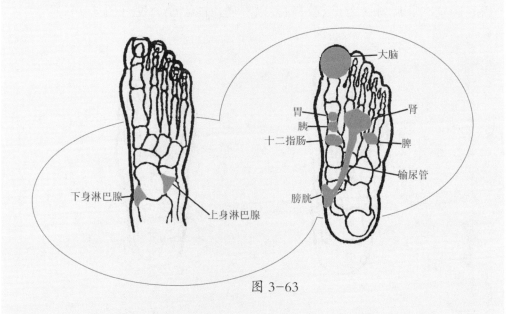

大脑
胃
胰
十二指肠
膀胱
肾
脾
输尿管
下身淋巴腺
上身淋巴腺

图 3-63

 甲状腺功能亢进症 ▶▶▶

甲状腺功能亢进症（简称甲亢）是指由多种病因导致甲状腺功能增强，分泌甲状腺激素过多所致的临床综合征。

甲亢病因及发病机制尚未完全清楚。多数认为甲亢是在遗传基础上，由感染、精神创伤等因素诱发。各年龄段均可发病，以20～40岁多见。女性患病率多于男性，其比例约为4：1。

甲亢多数起病缓慢，患病后常伴有疲乏无力，怕热多汗，皮肤潮湿，体重减轻，低热，双手平举前伸时伴有手指震颤等现象。也伴有神经过敏、多言多动、紧张多虑、焦躁易怒、思想不集中、记忆力减退、心跳过速等。还会伴有甲状腺肿、眼球向前突出等症状。

足部按摩祛百病

◆ **治 疗**

足部反射区疗法

甲亢在服用抗甲状腺药物治疗的同时，辅以足部按摩治疗，对于改善临床症状效果较为显著。应以垂体、甲状腺、脾、心、肾、肾上腺、输尿管、膀胱、肝反射区为重点，刺激以酸痛而能忍受为度（图3—64）。

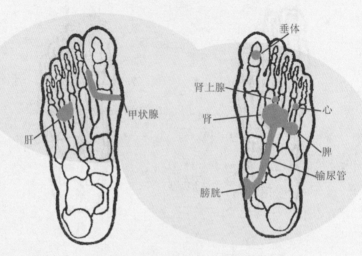

图 3—64

治疗期间，应注意休息，饮食要补充足够热量，包括糖、蛋白质和B族维生素等。还应保持心情舒畅，不急不燥，生活有规律，忌食辛辣等刺激性食物。

 更年期综合征

更年期是指妇女从性成熟期逐渐进入老年期的一个过渡时期，包括绝经前期、绝经期及绝经后期。绝经是指月经完全停止1年以上。我国城市妇女的平均绝经年龄为49.5岁，农村妇女为47.5岁。

更年期的早期变化是卵巢功能衰退，表现为脑垂体功能退化。此时期卵巢逐渐趋停止排卵，雌激素分泌减少，促性腺激素分泌增多。绝经后，卵巢几乎不能分泌雌性激素，但仍分泌雄性激素。这些内分泌失调就会导致机体各种不适。

更年期妇女约 1/3 能通过神经内分泌的自我调节达到新的平衡而无自觉症状，2/3 妇女则可出现一系列性激素减少所致的症状，就称为更年期综合征。除自然绝经外，两侧卵巢经手术切除或受放射性毁坏时，会导致人工绝经，继之也可发生更年期综合征。

更年期综合征的临床症状持续时间长短不一，一般为 2～5 年，严重者可达十余年。主要表现为月经紊乱，经量不稳定，潮热、出汗、精神过敏、情绪不稳定、手脚麻木等自律神经功能失调，还可出现骨质疏松、冠心病发病率增高、胆固醇升高等病理现象。

更年期是每位女性必须经历的阶段，这期间会不自觉地变得懒散、容易疲劳、食欲不振、头重等身体上的不适，和失眠、焦躁不安等精神方面的困扰，但不应视为疾病。但是，症状严重者还是应该接受适当的治疗。足部按摩可有效改善其症状。

◆ 治 疗

1. 足部穴位疗法

涌泉穴是治疗更年期综合征的特效穴，它能调整机体的内分泌；"心包区"则是祛除不安、烦躁的要穴。此外，三阴交也不可少，它能提高生殖功能，调节内分泌，是女性各种疾患的重要穴位。治疗时，可采用香烟灸上述穴位。症状较轻的女性，用吹风机的温风刺激穴位即可（图 3—65）。

2. 足部反射区疗法

仔细揉搓大脑、脑垂体、肾上腺、生殖腺、子宫、心、肝、脾等反射区。因为自律神经失调所导致的各症状，以刺激头部最为有效。所以，脑垂体和大脑的反射区，要反复揉搓，但应避免一次长时间的刺激（图 3—66）。

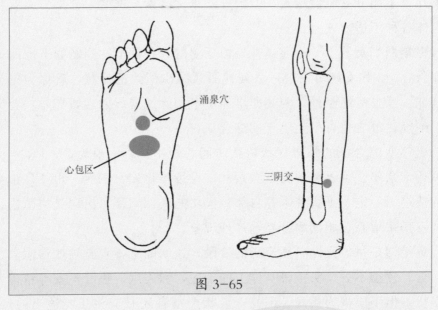

涌泉穴

心包区

三阴交

图 3-65

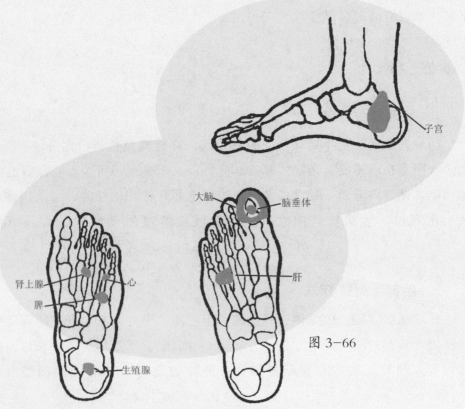

子宫

大脑

脑垂体

肾上腺

心

脾

肝

生殖腺

图 3-66

肥胖症

肥胖症是指体内脂肪堆积过多，导致体重增加的一种病症。人群中各种体重呈正态分布，而无明确区别正常与异常的分界点，故肥胖症的定义是人为的，目前多以理想体重和体重指数为依据。

理想体重可按下列简易公式算出：

理想体重：身高（厘米）－105 或身高（厘米）减 100，再乘以 0.9（男性）或 0.85（女性）。

体重指数（BMI）＝体重（千克）/身高的平方（以米为单位）

体重超过理想体重的 20％，或 BMI＞24 可定为肥胖。

无明显病因可寻者称单纯性肥胖症，有明确病因者（例如下丘脑垂体炎症、肿瘤、创伤、皮质醇增多症、甲状腺功能减退症、性腺功能减退症等）称为继发性肥胖症。

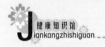

足底按摩减肥法

躺下以后将双脚举起，接着使双脚在空中晃动，然后再像骑自行车那样，使双脚交替旋转。这个方法可以促进身体血液循环，使血气通畅，促进脂肪燃烧的同时还可促进睡眠。当人体的血液循环不佳的时候，内分泌就会出现失常，而且体内的废物、毒素等无法及时排出，此时就会造成肥胖，做这个运动可以有效地解决问题。脚部按摩是非常重要的，目前最常使用的是运动按摩轮，使用方便，可用于运动功能的恢复锻炼，由按摩轮带动的下肢整体协调运动，涉及大腿、小腿、膝关节、踝关节、脚底及脚趾等多个部位肌肉、骨骼，并重点针对足底和足侧产生按摩效果，同时通过足底穴位保健按摩达到调节全身器官功能、缓解疲劳、提高记忆力、延缓衰老、颐养身心的作用，对于爱美女士也能达到减肥、瘦腿、美腿的效果。

单纯性肥胖的发病原因尚未完全明了，主要与遗传、中枢神经系统、内分泌系统、代谢等因素有关。另外与饮食也有很大的关系，当进食热量超过消耗量，多余的物质转化为脂肪，而脂肪又不能被充分利用，沉积于人体各组织皮下，使体重明显增加。

肥胖不仅有损于形象，重度肥胖者心脏负荷增加，皮肤散热不良，怕热多汗，严重影响身体健康。而且常可伴发动脉粥样硬化、冠心病、高血压病、胆石症、糖尿病、多发性骨关节病、高尿酸血症等一系列严重疾病，故应引起足够的重视。

轻度肥胖，仅需控制饮食，使总热量低于消耗量，少吃一些含碳水化合物较多的食物，多吃一点瓜果蔬菜，并多参加体力劳动与锻炼，一般不必用药物治疗。若能辅以推拿按摩，改善肠胃功能，多数能收到较好的效果。

◆ 治 疗

1. 足部穴位疗法

消除肥胖，主要在于抑制胃的功能、降低食欲。厉兑穴和丰隆穴属于胃经脉络上的穴位，可抑制胃肠道的消化吸收功能。厉兑穴可用牙签束的尖端刺激，以造成疼痛的力道较为合适；丰隆穴只要以稍微感到疼痛的力道去揉捏即可（图3—67）。

2. 足部反射区疗法

足部甲状腺、脑垂体、脾脏反射区与肥胖关系较为密切，是按摩的重点。另还必须揉按压肾脏、输尿管、膀胱、肾上腺、肝反射区（图3—68）。

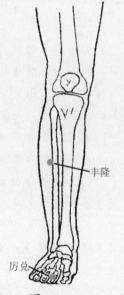

丰隆

厉兑

图3-67

足部按摩祛百病

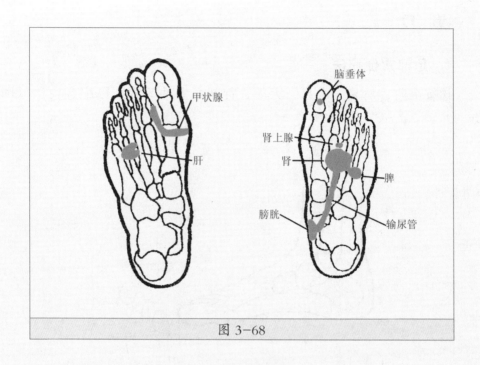

图 3-68

七、生殖系统疾病

前列腺疾病

前列腺疾病是男性中老年人的多发病，最为常见的是前列腺肥大、前列腺炎。

前列腺肥大的发病率随着男性年龄的增长而增加，尤以老年多见，其主要表现为排尿困难，夜尿增多，排尿不净，尿流变细，甚至排不出尿液而出现尿潴留。同时可伴有腰酸腰痛，四肢无力等症状。

前列腺炎分为急、慢性两种。急性前列腺炎，应及时进行抗炎治疗，并卧床休息；慢性前列腺炎，在抗炎治疗的同时，可进行足部按摩，以提高疗效。

◆ **治疗**

1. 足部穴位疗法

揉按至阴、涌泉、水泉、大敦、行间、太冲等穴，可配合灸法（图3－69）。

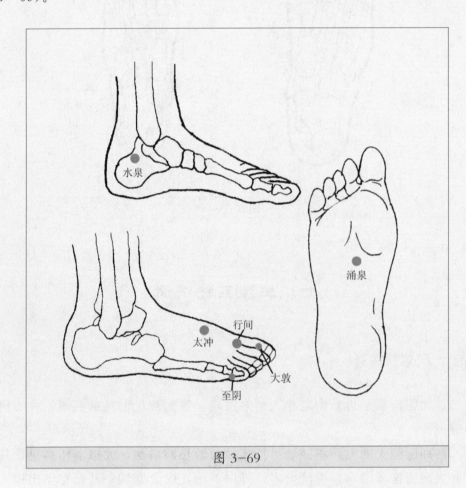

图 3-69

2. 足部反射区疗法

按摩肾上腺、肾、输尿管、膀胱、下身淋巴腺、前列腺、腰椎、尿道等反射区，也可用香烟灸以上反射区，均可收到明显疗效。

取效后，排尿次数减少，但每次排尿量会有所增加，此时患者会有倦怠感，这种现象会随病情进一步好转而消失，不必过分担心（图3-70）。

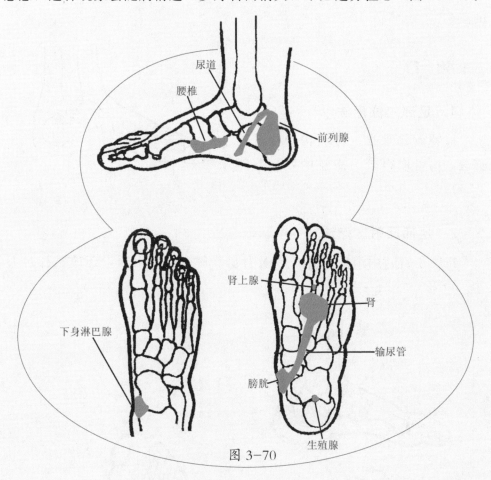

图 3-70

 子宫脱垂

　　子宫脱垂是指子宫从正常位置沿阴道下降，子宫颈达到坐骨棘水平以下，甚至脱出阴道口外。多因为分娩时难产、产程过长、用力太过，或产后调养不当及生育过多，使支持子宫的韧带及肌肉松弛所致。

　　子宫脱垂的临床表现随病变严重程度而异，轻者于劳动、行走、咳嗽、久立、久蹲或大便后子宫脱出，经休息、卧床即可回复或仅有腹坠的感觉，用手触扪阴道时始觉有物下突。

　　严重子宫脱垂者，子宫终日脱出在外，不能还纳，常伴有腹坠，大小便均感困难，行动受限，不能参加劳动，并且局部因摩擦会引起不同程度的溃疡。

◆ 治 疗

1. 足部穴位疗法

取特效穴水泉，可点按，也可用灸法，均可取得较为满意的效果（图3—71）。

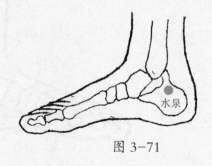

图 3—71

2. 足部反射区疗法

按摩子宫、阴道反射区，以及肾脏、脾、肝反射区，还应推揉足心（图 3—72）。

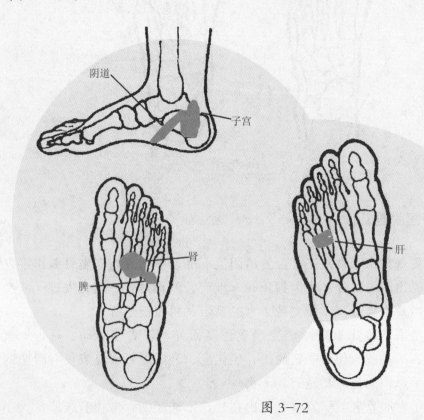

图 3—72

月经不调

月经是女性的生理现象，即表现为有规律周期性的子宫出血。大多数妇女 28～30 天行经一次，提前或延后 7 天以内仍属正常。月经持续时间，即行经长短，一般为 3～7 天。一次月经出血量为 30～50 毫升。

月经不调多由内分泌异常所致，主要表现为月经的周期、经期或经量等出现异常改变，常伴有痛经、恶心、头痛、面色苍白、肢冷等症状。

月经周期提前 1 周以上者，称月经先期，又称经早；

月经周期推迟 1 周以上者，称月经后期，又称经迟；

连续 2 次以上月经周期或先或后，为月经先后无定期，又称经乱；

月经量多，且不规则，中医学称之崩漏，现代医学谓之功能性子宫出血；

月经量少甚则停止，称之经少或闭经，可分为原发性闭经和继发性闭经两种。凡年满 18 周岁而月经尚未来潮的女性，称为原发性闭经；月经初潮后，任何时间停经超过 3 个月者，称为继发性闭经。

◆ **治 疗**

1. 足部穴位疗法

月经先期可按揉太冲、太溪；月经先后不定期可选用然谷、隐白。但月经先期不宜用灸法，月经先后不定期可用灸法（图 3—73）。

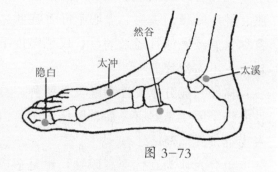

图 3—73

2. 足部反射区疗法

按摩脑垂体、肾脏、生殖腺、子宫、下腹部、卵巢、肾上腺等反射区，其中子宫、卵巢以及脑垂体反射区为其重点按摩区，有利于调节内分泌和神经系统的功能，可促进女性激素的分泌（图3-74）。

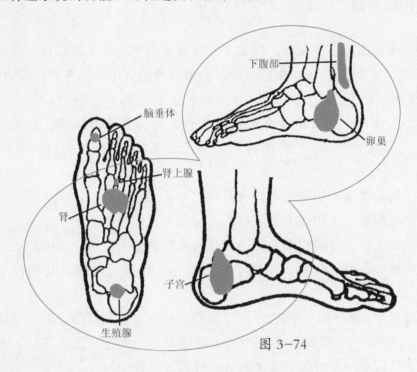

图3-74

痛经

凡在行经前后或行经期间出现周期性小腹疼痛，同时伴有腰酸、腹胀、乳房胀痛、头痛、恶心呕吐等症状，以致影响学习、工作和生活的现象称为痛经。如月经来潮后，仅感轻度下腹部胀痛或腰酸不适，则属正常现象，不需治疗。

痛经一般分原发性和继发性两种。月经初潮后就开始有腹痛者为原发性痛经。因生殖器官炎症、肿瘤、子宫内膜异位等器质性病变而导致痛经者为继发性痛经。

也有人认为女性穿高跟鞋，也是造成痛经的原因之一。因为脚跟垫高后，脚掌前缘受到极大压力，此区域的子宫和卵巢反射区受压，难免使其功能发生障碍，从而引起痛经。

原发性痛经常多发于青少年时期，多在初潮后 6～12 个月发病。疼痛多自月经来潮后开始，最早出现在经前 12 小时，行经第一日疼痛最剧，持续 2～3 日缓解。疼痛程度不一，重者呈痉挛性，部位在耻骨上，可放射至腰骶和大腿内侧。有时伴发恶心、呕吐、腹泻、头晕、乏力等症状，严重时面色发白、出冷汗等。妇科检查常无异常发现。

◆ **治 疗**

1. 足部穴位疗法

大敦是治疗痛经不可缺少的穴位，水泉更是痛经和月经不调的特效穴，加上调节女性激素分泌的三阴交穴，效果更好。这些穴位都以温热刺激法为宜，故可用香烟灸（图 3—75）。

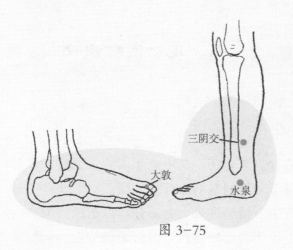

图 3—75

2. 足部反射区疗法

按摩膀胱、输尿管、下腹部反射区，尤其是重点按摩生殖腺、脑垂体、子宫、肾、肾上腺、卵巢反射区（图 3—76）。

对于继发性痛经者，应注意原发病的治疗。另外，有痛经的女性应注意精神调养，消除恐惧紧张感。经期少食生冷及辛辣刺激性的食物，忌游泳、涉水。

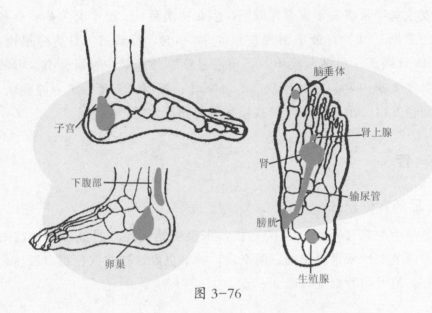

脑垂体

子宫

肾上腺

肾

输尿管

下腹部

膀胱

卵巢

生殖腺

图 3-76

八、运动系统疾病

 颈椎病

颈椎病又称颈肩综合征，是中老年人的常见病、多发病，其病理改变大多是椎间小关节和椎间盘的退行性病变。

颈椎是脊椎关节活动度最大的部分，由于颈椎关节活动频繁，使椎间盘和小关节易受不同程度的损伤，引起颈部劳损、颈椎骨质增生、颈项韧带钙化、颈椎间盘萎缩退化等病变，刺激压迫脊神经根、椎动脉所致。

颈椎病临床表现是一侧肩、臂、手的麻木疼痛，或以麻木为主，或以疼痛为主，颈部后仰、咳嗽等增高腹压时疼痛加重。部分患者可有头晕、耳鸣、耳痛和握力减弱及肌肉萎缩等。

临床上分为颈型、神经根型、脊椎型、椎动脉型、交感神经型及混合型。

颈型：颈项疼痛，多发于一侧颈项部，呈持续性疼痛或刺痛，伴颈项僵硬。

神经根型：颈肩及肩枕部疼痛，颈部僵硬。

椎动脉型：颈肩部或颈枕部疼痛，伴有头晕、恶心，头部旋转或侧弯活动度过大时，可诱发或加重症状。

脊髓型：颈肩痛，四肢麻木。

交感型：枕部痛，头晕，偏头痛。

混合型：上述某两型或多型颈椎病症状同时存在。

◆ 治 疗

1. 足部穴位疗法

选择昆仑、厉兑、足通谷、至阴、足临泣、解溪等穴位进行治疗，也可用灸法（图 3—77）。

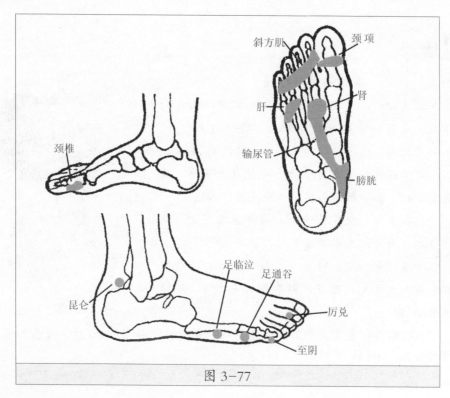

图 3—77

2. 足部反射区疗法

按摩颈椎、颈项、斜方肌、肝、膀胱、输尿管、肾脏反射区（图3—77）。

落枕

落枕多数是由睡觉时头部姿势不适当，颈部肌肉、肌腱和韧带等软组织扭伤，继发于颈、肩、背部肌肉痉挛所致。其临床表现为早晨起床后感到一侧颈部肌肉疼痛僵硬，活动受限，有时酸痛可扩散到肩部或背部，局部有压痛感。

落枕症状轻者很快便会自行痊愈，重者则会延至数周。若能进行包括按摩在内的功能锻炼，便能缓解疼痛，缩短病情。

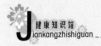

落枕的运动疗法

低头仰头：坐在椅子上，挺起胸部，头先向下低，以下颌骨挨着胸部为止，然后向上仰头，眼朝天上看。停3秒钟再低头，如此反复20次。

左右摆头：坐在椅子上，两臂自然下垂，头先向左摆，然后再向右摆，这样反复20次。

摇摆下颌：坐在椅子上，两臂自然下垂，胸部挺起，用力向左右摇摆下颌，连续20次。

伸缩颈部：坐在椅子上，胸部挺起，先将颈部尽量向上伸长，再将颈部尽量向下收缩，连续伸缩20次。

旋转颈部：坐在椅子上，身体不动，先向左旋转颈部90度，再向右旋转颈部90°，连做20次。

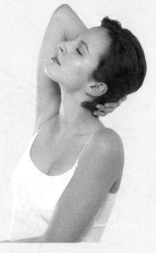

足部按摩祛百病

◆ **治 疗**

1. 足疗穴位疗法

选用昆仑、京骨、厉兑等穴位，
进行强刺激，也可用灸法（图3－78）。

2. 足部反射区疗法

仔细按摩颈项、颈椎、斜方肌、
颈部淋巴腺、肩部反射区，其中以肩
部和斜方肌反射区为重点按摩区域。
另外，也可以热敷头部反射区（图3－79）。

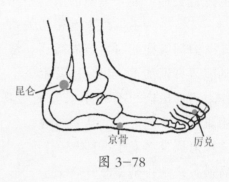

图 3-78

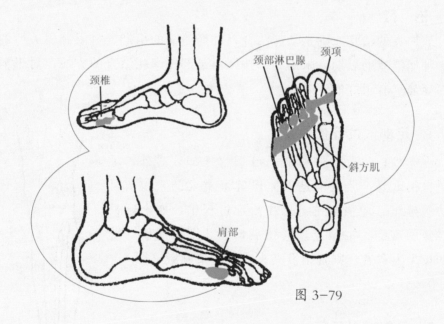

图 3-79

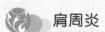 **肩周炎**

肩关节周围炎简称肩周炎，中医称冻结肩、五十肩、漏肩风，是肩关

足部按摩祛百病

节周围软组织的无菌性炎症，急性期疼痛剧烈，甚则夜间难以入睡。后期由于炎性粘连导致肩关节的活动受限，患者感觉肩部僵硬。

肩周炎的病因多有外伤史，也有因肩关节脱位或扭伤后，引起关节囊的慢性炎症，使关节囊的皱襞相互粘连，并与肱骨头粘连。此外，还与年龄、体质、劳损等因素有密切关系。

肩周炎初起时，肩周微痛，常未引起注意。以后疼痛加重，肩关节运动障碍日渐加重，出现手臂上举不便，不能做梳头、脱衣、洗脸等简单动作，肩部肌肉可有痉挛或萎缩等现象。后期引起整个肩关节僵直，活动困难。

肩周炎多发于50岁左右，女性多于男性。近年来有些年轻人也出现肩痛，必须特别注意。

◆ 治 疗

肩周炎的治疗原则是动静结合，肿痛明显的早期，宜限制肩关节的活动，肿痛消减的后期，采用局部按摩与足部按摩相结合的方法，对于消除肩部疼痛具有很好的疗效。

1. 足部穴位疗法

肩痛时，刺激隐白和至阴可缓解疼痛。另外，足三里也很重要，足三里是人体保健最重要的穴位，可以祛病延年、增强抵抗力。在治疗过程中，如出现只是轻微的酸痛，按摩上述穴位后，症状即可缓解。重症和长久不愈者，则宜用发夹头或牙签束刺激（图3-80，3-81）。

2. 足部反射区疗法

重点按摩肩、颈椎、肩胛骨、肾上腺、肝、脾、肾反射区。

另忌采用同一姿势长时间工作，应时常运动全身，

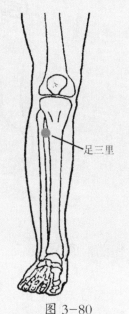

足三里

图3-80

足部按摩祛百病

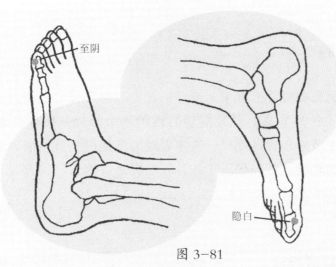

图 3-81

松弛肌肉，或反复使头肩部肌肉做紧缩与放松运动，能有效预防肩周炎（图 3-82）。

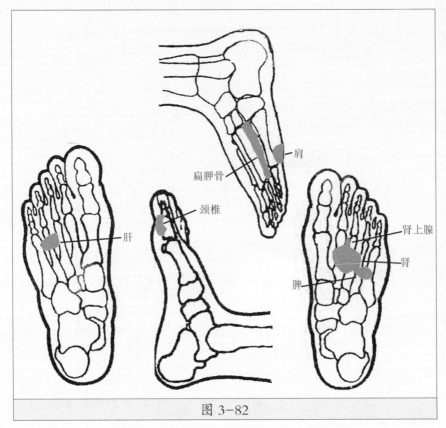

图 3-82

网球肘

▶▶▶

网球肘又称肱骨外上髁炎、滑囊炎，是一种常见多发病。由于某些工作需反复屈伸肘关节及前臂旋前旋后活动，引起桡侧腕伸肌起点处的损伤，导致肘关节之桡背部疼痛。临床表现为患侧肘关节疼痛乏力，上抬提物困难，夜痛较甚，疼痛仅限于肱骨外上髁之背侧。

◆ 治 疗

足部反射区疗法

采用局部轻度按摩，配合足疗效果较为显著。重点按摩足部的颈项、肘关节、肩、上下身淋巴腺、肾、输尿管、膀胱等反射区。另外，治疗期间，应避免过度劳累，尽量减少肘和腕关节的活动（图3-83）。

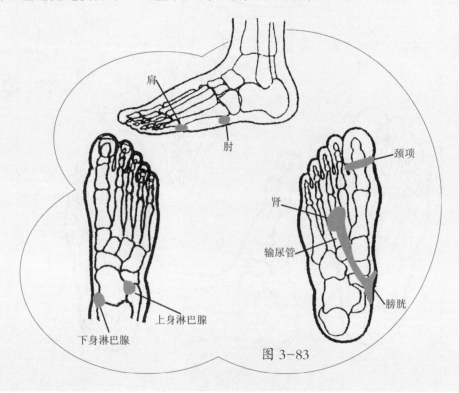

图3-83

膝关节痛 ▶▶▶

膝关节痛的原因，除半月板损伤之类的运动损伤外，多由膝关节炎引起。有些严重的患者，常在早晨起床后痛得无法站立。

膝关节炎一般包括有退化性关节炎、风湿性关节炎、类风湿性关节炎等，以中老年人尤为常见，有一部分属于老化现象。

膝关节起着支撑体重的重要作用，所以老化的速度也比较快。对任何人而言，膝盖老化就意味着已步入晚年。特别是肥胖的人，膝盖所承受的压力也较体重适宜的人大了许多，所以老化、病变的速度会更快。

◆ 治 疗

1．足部穴位疗法

治疗膝关节痛的穴位，大多在关节附近。

正坐垂足时，膝关节背面有一道横纹，其内侧末端为曲泉，外侧末端为阳关，与膝盖外侧阳陵泉，都是治疗膝盖痛的常用穴位。还有至阴与大敦，也具有较好的疗效。治疗时，均宜用灸法（图 3－84，3－85）。

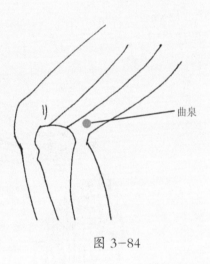

曲泉

图 3－84

2．足部反射区疗法

按摩肾上腺、甲状旁腺、下身淋巴腺、膝关节、泌尿系统反射区，其中又以膝关节反射区为重点按摩对象。

此外，入浴时可在浴缸中用力压揉足拇趾和小趾，并采用正坐姿势，可促进血液循环，颇有益处（图 3－86）。

足
部
按
摩
祛
百
病

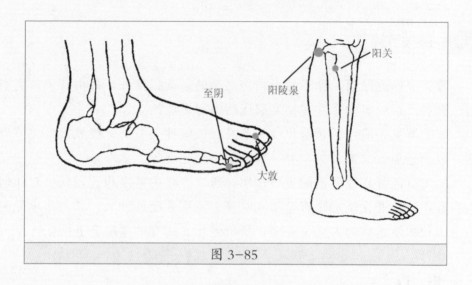

图 3-85

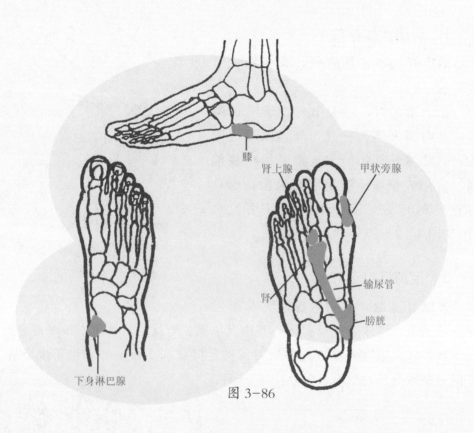

图 3-86

腰痛

▶▶▶

腰痛是以症状命名的一种病症，可由多种疾病引起，如肾炎、风湿、腰肌劳损、腰间盘脱出症、腰部骨质增生、腰扭伤，等等。

慢性腰肌劳损临床上很常见，多因长期地单一姿势地弯腰工作，或经常持续负重、或急性腰扭伤迁延日久所致。日积月累损伤逐渐加重，导致局部肌肉、韧带或关节发生粘连，逐渐使组织变性，以致失去正常的生理功能。

闪腰的情形也较为常见。突然去拿重的东西，"咔喳"一声，腰部感到剧痛，便动弹不得。此时，只要减少活动，静养二三天，症状即自然消除。但如果反复发作，也会引起椎间盘病变而带来长久的病痛。

腰痛本是中老年人应有的困扰。因为老人的身体各个器官都已随着年龄的增长而退化、老化，无更强的能力去锻炼了，可如今年轻患者却在不断增加，究其原因无非是平时缺乏运动，如果突然间进行剧烈运动，势必造成腰痛。

足疗对各种原因引起的腰痛均有一定的疗效，而且对于慢性腰肌劳损的疗效更佳，如果配合腰的局部按摩收效会更快。

◆ 治 疗

1. 足部穴位疗法

若因姿势不当或过度运动所引起的腰痛，可选用金门和中封二穴。对闪腰有特效，还有膝关节背面横纹侧端的"阳关"与横纹内侧末端的"曲泉"。阳陵泉则对任何一种腰痛均有益。治疗时，选用灸法效果较好（图 3－87，3－88）。

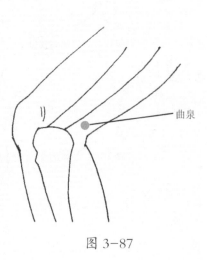

曲泉

图 3-87

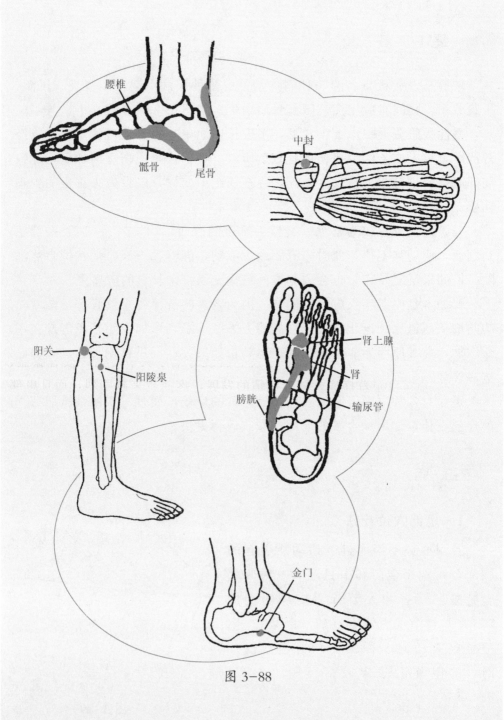

腰椎

骶骨　尾骨

中封

阳关

阳陵泉

肾上腺

肾

膀胱

输尿管

金门

图 3-88

2. 足部反射区疗法

首先，应刺激肾上腺、肾脏、输尿管、膀胱反射区，刺激时间应长一些。接着按摩腰椎、骶骨、尾骨等反射区（图3－88）。

另外，日常运动时，应避免突然发动的过激运动行为。再者，骨质疏松症是腰痛较为常见的原因，特别是女性停经后骨质中的钙含量会明显减少，所以平常应多摄取小鱼、牛乳等含钙量高的食物。

 ## 关节炎 ▶▶▶

大多数人认为，只有老人才患关节炎。事实上，二十多岁的年轻人发病的也不在少数，尤其是20－50岁的女性患者，近年来有逐渐增多的趋势。

关节炎最显著的特征是晨僵，即早上起床后，手、脚甚至四肢呈现僵硬的现象。初发时手指、脚趾、手腕、脚腕等细小关节疼痛，接着膝盖、肩膀等大关节也跟着疼痛。随着病情的发展，疼痛越来越剧烈，而且患部开始肿大，晚期关节多呈半屈曲位畸形，并可出现不规则发热、贫血等症状。关节炎的病因，目前尚不清楚，可能与感染、过敏、内分泌失调、家族遗传、免疫反应等因素有关。一般起病缓慢，多有疲倦无力、体重减轻、胃纳不佳等前期症状。

◆ 治 疗

1. 足部穴位疗法

先用牙签束或发夹刺激患处，以促使局部血液循环，但不可太过用力，以免造成外伤。再用香烟灸阳陵泉、曲泉、第三足趾趾腹及脚心部位（图3－89）。

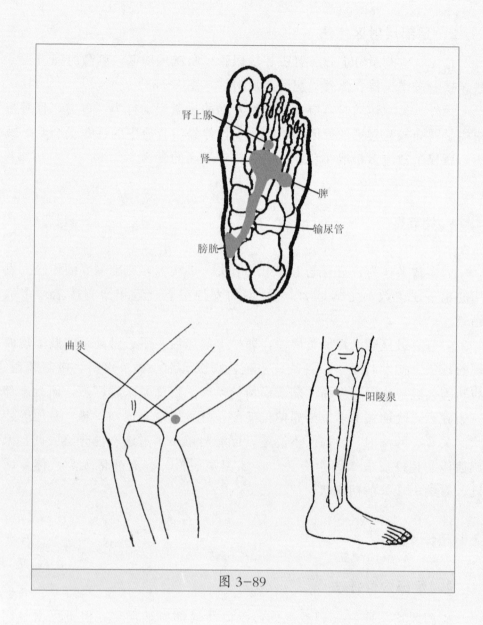

图 3-89

2. 足部反射区疗法

仔细按摩第二趾趾腹及脚心，以及脾、肾上腺、肾脏、输尿管、膀胱反射区（图3-89）。

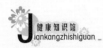

关节炎的饮食调节

不同类型关节炎患者的饮食原则不同。目前无确凿的证据证实营养缺乏与关节炎之间有必然的联系，但营养缺乏可能导致关节炎加重，而营养过剩、肥胖则可诱发或加重关节炎，如痛风性关节炎、骨关节炎。类风湿关节炎、强直性脊柱炎、银屑病关节炎患者常常由于全身的炎症反应，出现贫血、消瘦等营养不良的表现。其他感染性关节炎也可由于急性期炎症导致机体消耗，不利于关节炎的治疗。上述患者应尽可能补足每日所需的营养物质，必要时给予胃肠营养，改善机体的抗病能力。与上述情况相反，骨关节炎及痛风患者多存在体重超重的现象，尤其是痛风患者，常存在高血糖、高血压、高血脂等代谢紊乱，过高的血尿酸水平诱发及加重关节炎的现象。因此，骨关节炎、高尿酸血症及痛风性关节炎患者应适当控制饮食、适当减轻体重，减轻关节负担。建议高尿酸血症及痛风患者减少高嘌呤食物如动物内脏、海产品的摄入，多进食碱性食物如油菜、白菜、胡萝卜及瓜类，严格限制饮酒，主要限制白酒及啤酒。

九、皮肤科疾病

湿疹

湿疹是一种常见的过敏性炎症性皮肤病，可分急性和慢性两种，各年龄段均可发病，但以体质过敏者最为多见。可发于任何部位，发于四肢者常对称出现，婴儿多发于头面部。湿疹的主要特征为皮肤出现红斑、丘疹、水疱等，剧痒，搔破后会出水、糜烂，也可感染化脓。常可反复发作，但皮疹消退后，不留永久性的痕迹。

◆ 治 疗

足部反射区疗法

按揉足部甲状旁腺、肾上腺、脾脏、淋巴腺（上身、胸部、下身）、肾脏、膀胱、输尿管、腹腔神经丛反射区。淋巴区的选择应依据湿疹发生的部位而定。发于身体上部者，按摩上身淋巴腺；发于胸部者，按摩胸部淋巴腺；发于腹部及下肢者，按摩下身淋巴腺（图3-90）。

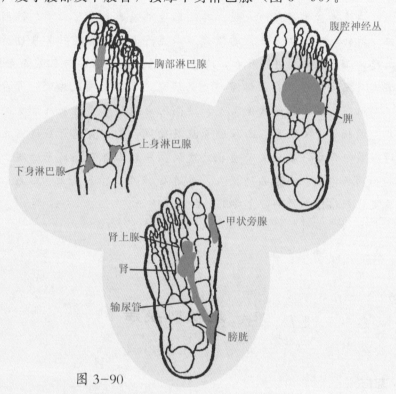

图 3-90

另外，平时应注意饮食调理，一般应吃些清淡的食品，多吃水果、蔬菜，少喝茶、饮酒，以保持大便通畅。

皮肤粗糙

拥有白皙、光润的肌肤是每个渴望美丽的人的梦想。

青年人的皮肤腺体分泌旺盛，在形态和生理功能上都达到了一生中最好的状态，能最好地表现出青春活力，皮肤具有光泽和色彩，显得柔软、细腻，富有弹性。

皮肤和心理状态有着密切的关联，一般恋爱中的女性，皮肤就显得特别光滑细嫩，这是因为这时的肾上腺功能特别发达，处于兴奋状态，以致激素分泌特别旺盛所致。另外生活如果没有规律，皮肤就容易变得粗糙。

其实皮肤和其他器官一样，会随着岁月的流逝而渐渐老去，而许多不利的因素可以加速这一老化过程。如精神抑郁，长期情绪低落，睡眠不足，压力过重，营养不良，紫外线照射，气候及生活环境恶劣等。

皮肤光润固然是美容的第一要件，更重要的，是它还代表着健康。当人进入中年以后，由于皮肤腺体分泌减弱，真皮层含水量降低，皮下脂肪减少，皮肤表层就会表现出干枯和皱纹。

衰老是不可避免的，不过采用各种有效的方法可延缓衰老。主要原则是内外相结合，即调理内脏功能与皮肤保健结合起来。使用足疗按摩，能刺激激素的分泌，祛除皮肤粗糙与皱纹，使皮肤重获新生。

◆ 治 疗

1. 足部穴位疗法

大多数人皮肤粗糙、斑点多，是由于肝脏机能降低，致使体内毒素显露在脸上。在这种情况下，应选择属于肝经的"足临泣"与属于胆经的"足窍阴"两穴，作为治疗重点。另外，涌泉也很重要，因为它可以调节内分泌，刺激女性激素分泌（图3—91）。

涌泉穴可用刷子或丝瓜瓤来刺激，一直摩擦到暖和为止。足临泣与足窍阴亦无须强烈刺激，只要用手指将其按摩至穴位及周围暖和起来即可。

2. 足部反射区疗法

按摩胃、脾、十二指肠、肝、小肠、甲状腺、肾上腺、肾、输尿管、膀胱、大肠反射区。

甲状腺反射区有促进激素分泌的功能；胃、十二指肠、直肠的反射区

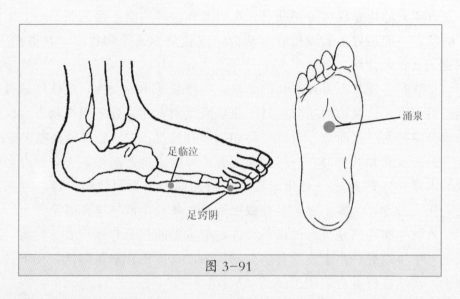

图 3-91

能调整胃肠功能，都是防止皮肤粗糙的重要反射区。按摩肾脏的反射区时，尿酸会溶化，废物也会被排出体外，具有净化皮肤的作用（图3—92）。

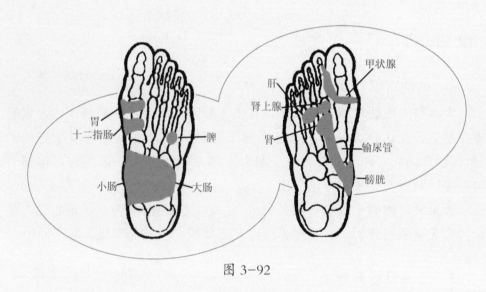

图 3-92

另外，多食含维生素 B$_2$、维生素 B$_6$、维生素 A、维生素 E 的食品（如蜂蜜、豆芽、动物肝脏、麦片、奶制品等，可少量饮用果酒）及一些干果（如核桃仁、松子仁便是极佳的美容佳品，含有丰富的油脂，可滋润皮肤，含有钙、磷、铁、胡萝卜素、核黄素等，是恢复皮肤功能不可缺少的元素），均可起到美容的效果。

荨麻疹

荨麻疹是一种常见的变态反应性疾病，是由多种病因引起的黏膜小血管扩张及渗透性增强而出现的一种局限性的皮肤水肿反应。

食物、药物、粉尘、感染、体内寄生虫、各种物理化学刺激、精神因素以及自身病变均是引起荨麻疹的常见诱因。

荨麻疹初起时，皮肤瘙痒，随即起风团，呈鲜红色，风团大小不一，形状也不规则，可随瘙痒抓挠而增多，多持续半小时以上，可自然消退，不留痕迹。

◆ 治 疗

1. 足部穴位疗法

涌泉、内庭（在足背，当第二、三趾间的趾蹼缘后方赤白肉际处）、行间、解溪是治疗荨麻疹的特效穴，可用隔姜灸法，效果较为明显（图3—93）。

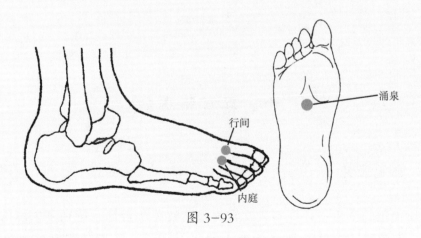

行间

内庭

涌泉

图 3—93

2. 足部反射区疗法

按摩肾、输尿管、膀胱、甲状旁腺、上下身淋巴腺、脾、肾上腺反射区。另外，起风团时，应避免搔抓，不滥用外用药。饮食要清淡，忌食海味鱼虾、辛辣酒酪食物，保持精神愉悦。未发病时，要增强体质，清除肠道寄生虫，避免接触已经发现的过敏源，如某种食物、动物毛皮、花粉、药物等（图3-94）。

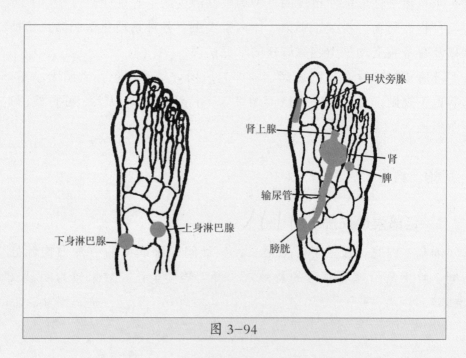

图 3-94

十、五官科疾病

 眼睛疲劳

现代化的都市中，许多人常常为眼睛疲劳所苦恼。特别是忙碌的白领阶层，由于操作电脑及文书处理机的机会大增，长期使眼睛暴露在荧屏前，更增加了眼睛疲劳的程度。

长时间使用双眼，感到眼睛疲劳是正常的事情，但休息一会儿就会恢复。如果稍稍使用双眼，很快就感觉眼睛疲劳，这就应该引起注意了，这并不是一种正常的生理反应。

经常性的眼睛疲劳，还会导致头痛、呕吐等现象，甚至造成视力减退，所以理应谨慎处理。

◆ **治 疗**

1. 足部穴位疗法

厉兑和临泣是足部防治眼睛疲劳的特效穴。如果感觉到眼睛疲劳（一般有酸涩、刺痛、易流泪等反应），可用发夹尖端刺激穴位，也可用香烟灸，效果也不错（图3－95）。

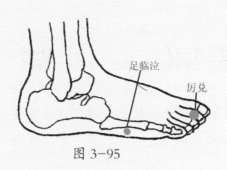

足临泣　厉兑

图3－95

2. 足部反射区疗法

按摩眼睛、肾脏、肝脏、脾脏反射区。

另外，将耳朵用力向下拉十几次，对于消除眼睛疲劳也有很好的效果。平时应多食胡萝卜（用油炒）、动物肝脏、西红柿等富含维生素A类食品，也可防治眼睛过度疲劳（图3－96）。

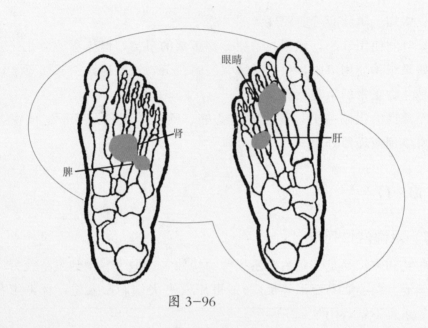

眼睛

肾

脾

肝

图 3-96

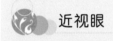 近视眼

　　近视常见于青少年，也有先天性的近视，近视是一种屈光不正的眼病，外观眼部并没有明显异常，只是对远处的字迹辨认困难，近看时清楚。

　　近视的发生，可因为先天遗传、眼球形体异于正常所致。此类近视治疗效果很差。但多数是在青少年时期，学习和工作时，不注意用眼卫生所导致。

　　在青少年时期，如长期低头看书或距离书本太近，光线过强、过暗和长时间的注视等原因，眼睛会过度疲劳，睫状肌痉挛及充血，使晶状体变厚，屈光不正，造成平行光线的聚光点落在眼视网膜之前，便形成了近视眼。

◆ 治　疗

1. 足部穴位疗法

　　揉按内庭（在足背，当第二、三趾间，趾蹼缘后方赤白肉际处）、足临泣、足窍阴、昆仑等穴位（图3－97）。

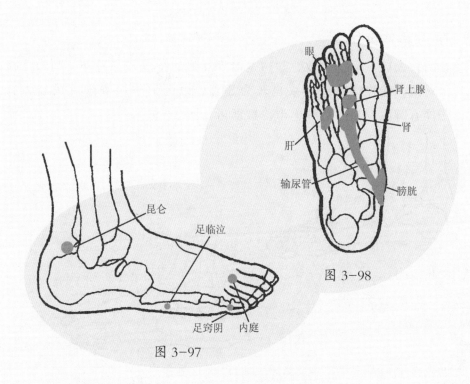

图3－98

图3－97

2．足部反射区疗法

重点按摩眼、肾脏、肾上腺、输尿管、膀胱、肝脏反射区。

近视眼的防治应早期进行，平时要注意用眼卫生，这是相当重要的一个环节（图3－98）。

 美尼尔氏综合征

美尼尔氏综合征为近年来最常见的疑难杂症之一，其主要表现为耳鸣、天旋地转的眩晕感和听力减退、呕吐等现象。其中的耳鸣令人相当头痛，那种嘈杂的声音时时刻刻都在耳边响起，挥之不去，也无从摆脱。

◆ **治 疗**

1. 足部穴位疗法

至阴、大敦、第二大敦、隐白是治疗耳鸣的特效穴。另外，刺激足临泣与足窍阴，治疗耳鸣的效果也较为显著。以上穴位用香烟灸法最为有效。若伴有脚底发热，用湿毛巾冷敷即可（图3-99）。

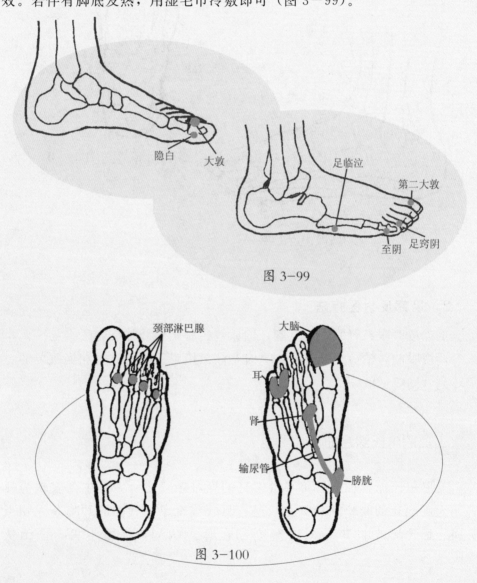

图 3-99

图 3-100

2. 足部反射区疗法

重点按摩耳、大脑、淋巴腺及内耳迷路反射区。揉搓小趾也可有同等功效，泌尿系统也要进行适当按摩（图 3－100，3－101）。

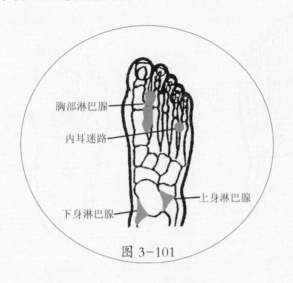

图 3－101

 昏眩

▶▶▶

昏眩是一种自觉症状，其感受方式各式各样。突然间眼前发暗，走路时身体摇晃等为其代表性症状。这些症状的产生与内耳迷路有一定的关系。

内耳迷路，分布了掌管听觉和平衡感觉的两种神经，具有感受声音和保持身体平衡两种功能。昏眩是平衡器官出现了障碍。当昏眩感出现时，不安感和焦躁也往往随之出现，使症状越发严重，出现恶性循环。也有因美尼尔斯综合征等因素所致，但目前尚未有根治的疗法。

◆ 治 疗

足部反射区疗法

因为耳的反射区受到肾脏系统的影响，因此，耳、肾、大脑三者一体处理的情形：在反射区疗法中很常见。因此，昏眩者应当重点按摩内耳迷路、耳、肾、头反射区（图3—102）。

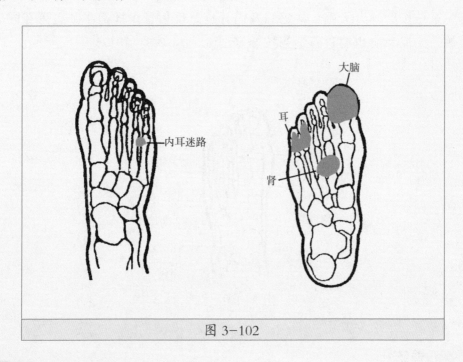

图3—102

 耳鸣、耳聋

▶▶▶

耳鸣、耳聋，是听觉异常的常见症状之一。

耳鸣是指自觉耳内鸣响，妨碍听觉，其鸣响如蝉鸣，或若钟鸣，或若流水声，或睡着如打鼓；耳聋是指不同程度的听力减退，轻者耳失聪敏，听而不真，称为重听，重者全然不闻外声，则为全聋。耳鸣常是耳聋的先兆。

◆ **治　疗**

1. 足部穴位疗法

可揉按内庭（在足背，当第二、三趾间，趾蹼缘后方赤白肉际处）、足临泣、足窍阴、金门（图3—103）。

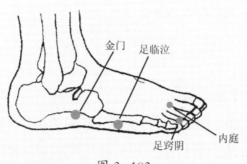

金门　足临泣

内庭

足窍阴

图 3-103

2. 足部反射区疗法

按摩耳、内耳迷路、脾、肾、输尿管、膀胱等反射区（图 3-104）。

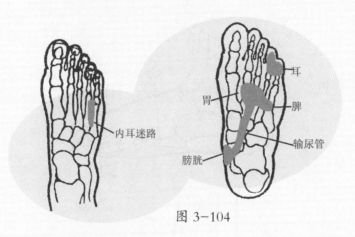

内耳迷路

耳

胃　　　　脾

输尿管

膀胱

图 3-104

 牙痛

▶▶▶

　　牙痛是口腔科最常见的病症之一，一般遇到冷、热、酸、甜等刺激时尤为明显。牙痛主要由龋齿、牙周炎、智齿冠周炎、牙本质过敏等引起。

　　牙痛的患者并不少见，但大多数人往往是默默地忍受着，懒得去挂号求医。其实这样是很危险的，因为完全放任不管，非但会使人坐立不安、无心工作，万一被细菌侵害到牙髓，形成牙髓炎，就会造成较为严重的后果。

　　因此，牙痛患者应及早接受治疗。另足部按摩理疗亦可取得较为满意的效果。

◆ **治 疗**

1. 足部穴位疗法

蛀牙（甚至牙髓炎）疼痛，以太溪、然谷为主治穴；若是风牙痛（受风而引起的牙痛），则可选用足窍阴，它是治疗牙痛的特效穴。另外，还可选用内庭（在足背，当第二、三趾间，趾蹼缘后方赤白肉际处）、厉兑、足临泣、昆仑等穴位，以增强疗效。

治疗时，太溪和然谷可用压揉法予以刺激，若痛得厉害，也可用香烟灸；足窍阴，可用发夹或牙签束刺激（图3－105）。

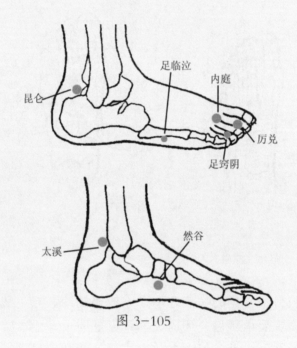

图 3－105

2. 足部反射区疗法

重点按摩上下颌、脾、肝、三叉神经、肾、输尿管、膀胱、上身淋巴腺反射区（图3－106）。

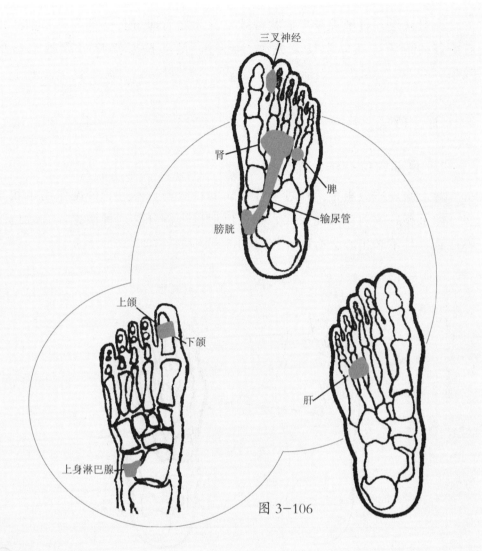

三叉神经

肾

脾

输尿管

膀胱

上颌

下颌

肝

上身淋巴腺

图 3-106

 过敏性鼻炎

　　过敏性鼻炎的发病与患者的体质关系密切。常说的"花粉症"，即季节变换时不断打喷嚏、流鼻涕，这就是一种过敏性鼻炎。

　　空气中的尘埃、细菌、扁虱、冷气等，都是引起这些症状的"罪魁祸首"。因这些抗原随空气吸入而附着在鼻黏膜上，激活体内的免疫系统，结果导致喷嚏连连，涕泪纵横。

一般来说，过敏性鼻炎症状持续二三天之后即可自动消失。目前还没有更好的根治方法，常反复发作。此时，足部按摩治疗可取得显著的效果。

◆ **治 疗**

1. 足部穴位疗法

肾上腺皮质激素是治疗过敏性疾病的特效药，不过它的副作用也相当多。如果能有效地刺激涌泉穴，则可以促进机体分泌这种激素，有效地缓解症状，且不必担心会有副作用（图3－107）。

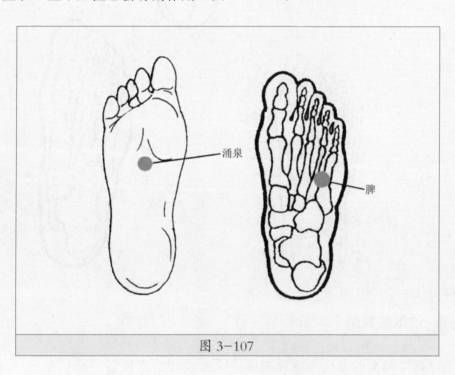

涌泉

脾

图 3－107

因此，开始打喷嚏、流鼻涕时，用力压揉涌泉穴，症状便可消除。此外，每天用香烟灸，效果也相当好。若在季节即将变换的前几天就开始刺激，则可以有效地预防其发作。

2. 足部反射区疗法

揉搓肾上腺、鼻、额窦、脾脏、上身淋巴腺、肾、输尿管、膀胱反射区，尤其是肾上腺反射区，需认真揉搓（图3－108）。

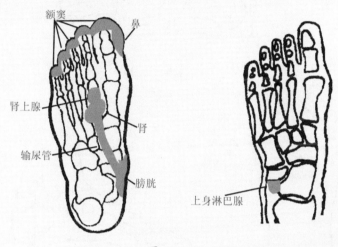

图3－108

鼻出血

鼻出血往往不是独立的疾病，而是一种常见症状。它可由外伤引起，也可由鼻部的病变引发，也可能由全身性疾病引发，如高血压、白血病等。

◆ 治 疗

可点按昆仑、厉兑、足通谷、至阴、涌泉、太溪、行间等穴位（图3－109）。

1. 足部穴位疗法

青少年鼻出血多发生在鼻中隔前下方的易出血区，40岁以后鼻腔出血明显减少，鼻腔后部出血明显增加。

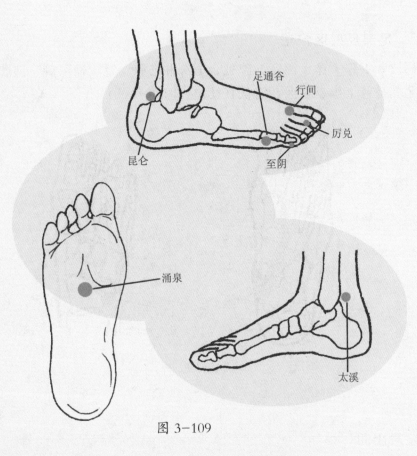

图 3-109

2. 足部反射区疗法

仔细按摩鼻、额窦、甲状旁腺、颈部淋巴腺、胸部淋巴腺、上下身淋巴腺、肾、膀胱、输尿管等反射区（图 3-110）。

另外，鼻出血时，也可用手指紧捏两侧鼻翼，并用口做深呼吸。同时用冷水敷前额、鼻根部，这样也有利于止血。出血后要用半坐式卧床休息，并注意补充营养。

在秋冬干燥季节，可用油剂滴鼻以保持黏膜湿润。同时，有鼻出血病史患者，应保持心情舒畅，注意劳逸适度，不暴怒愤郁，并防止外伤。

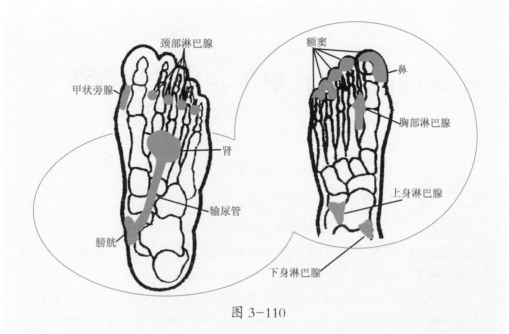

图 3-110

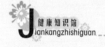

足底按摩器

随着足底保健按摩的兴起，各类足底保健器材也出现在市场上，其中足底按摩器是很多人喜欢的产品，它具有如下功能：

（1）加促血液循环、增进新陈代谢，从而改善睡眠，使大脑能得到充足的氧，使人精神焕发、头脑清晰。

（2）可以预防及改善血压高、风湿痛、项背酸痛。

（3）可逐渐改善脚患问题。

（4）对膝盖炎，风湿及关节痛有疗效。

（5）缓解水肿、腿部静脉曲张以及腿部麻痹。

（6）促进腿部气血运行，防治痛风症。

（7）定期使用，更能改善失眠，强化消化系统功能。

第四章 性保健的足部健康疗法

 ## 一、阳事不举的足底按摩法

阳事不举又称阳痿，是指男子虽有性欲，但阴茎不能勃起完成性交；或阴茎虽能勃起，但勃起不坚，不能维持足够的硬度以完成性交。阳痿主要分为精神性与器质性两类。

器质性阳痿主要是由某些疾病所引起的，如大动脉炎、髂内动脉闭塞症、静脉瘘、先天性睾丸缺损、性腺功能不全、糖尿病、酒精中毒、肝硬化以及脊髓损伤，均可引起阳痿的发生。

精神性阳痿主要是由于中枢周围神经发生的生理改变所致，如长期手淫或纵欲过度，以及失眠、恐惧多疑、焦虑不安、悲观失望、自我否定等因素造成。由此种原因引起的阳痿占了性功能障碍患者的绝大多数，即使是器质性阳痿患者也有广泛而严重的心理影响。

阳痿的精神性原因可归结为下列5个方面：

（1）在发育过程中所受到的影响：这包括父母感情上的冲突，家庭对性问题的消极态度（常与家教、信仰有关），儿童期性问题的精神创伤，首次性交的创伤，同性恋等。

（2）人与人之间由于关系不协调所造成的影响：孤独，对女方怀有敌意，对女方不信任，女方缺乏吸引力，性爱护和性观念（包括性生活的类型、时间、次数等）异常等。

（3）情感方面的原因：焦虑（尤其对性生活的害怕和对阴茎大小的担心）、内疚感、抑郁、缺乏信心、疑病症、燥狂症、害怕染上性病等。

（4）认识方面的原因：性无知、轻信某些传说、强迫的性活动。

（5）其他方面：由于疲劳、急性病、焦虑所致的暂时性勃起困难，医源性影响，性欲倒错。

应该指出的是：很多药物直接或间接作用于性反射中枢，能导致性功能障碍，造成药物性阳痿。例如降压药、利尿药、激素、安定药、镇静药、安眠药、抗胆碱药物等，对性功能均有不同程度的影响，甚至引起阳痿。用药时不可不慎。

另外，偶尔发生的阴茎不能勃起属正常现象，不能作为阳痿的依据。这种情况多是由于劳累、情绪不安、夫妻感情不和、醉酒、急性病或暂时的焦虑所致。

足底按摩对阳痿患者，尤其是精神因素所致的阳痿患者，有很好的治疗作用。尤其是爱人的按摩，既是一种治疗，又表达了深厚的爱意，而且温柔的按抚又是一种很好的心理暗示，真是一举数得，何乐而不为呢？

 足底按摩

疾病的反应区为肾脏、输尿管和睾丸、前列腺。治疗阳痿以补肾壮阳为主，要加强对肾脏的按摩，同时对性腺及生殖器管的相应反射区如睾丸、前列腺也要加重按摩，从而增强肾功能，使性生活能力加强（图4-1）。

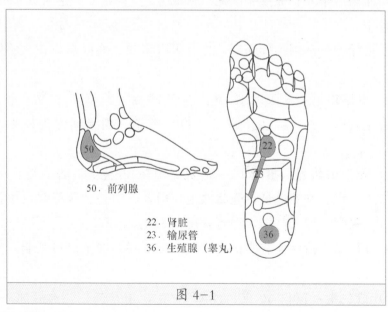

50. 前列腺

22. 肾脏
23. 输尿管
36. 生殖腺（睾丸）

图4-1

足部按摩祛百病

单方、验方和食疗

▶▶▶

（1）鹿角胶粥：鹿角胶 15～30 克、粳米 100 克、生姜 3 片，先煮粳米作粥，待沸后，加入鹿角胶、生姜同煮为稀粥。

（2）仙灵脾酒：仙灵脾 60 克、白酒 500 毫升，将仙灵脾装入纱布袋中，浸泡在酒内封口，3 日后即可饮用，每晚睡前服一小盅。

（3）桂心粥：煮粥如常法，粥半熟入桂心末 5 克。

（4）麻雀肉煮熟食之，1 日吃 3～5 只。

以上食疗方主治因肾阳亏所致阳痿。

（5）梅花粥：白梅花 3～5 克、生姜汁 1 匙、粳米 50～100 克，先煮粳米为粥，待粥将成时，加入白梅花、生姜汁，同煮片刻即成，每日分两次空腹温热服食。

（6）大麦粥：大麦磨如粟米大，如常煮粥服食。

（7）橙子煎：橙子用水泡去酸味，加蜜煎汤频饮。

（8）橘饼汁：橘饼泡水代茶饮。

（9）韭菜炒羊肝：韭菜 100 克（切成节）、羊肝 120 克（切片），共入锅炒熟食用。

以上食疗方主治因抑郁伤肝，伴有失眠多梦、喜叹息、食欲不振的阳痿患者。

（10）龙眼肉粥：龙眼肉 15 克、莲子 15 克、红枣 3～5 枚、粳米 100 克，先煎龙眼肉、红枣，去渣取汁，再与莲子、糯米共煮为稀粥，日服 1～2 次。

（11）熟地山药粥：熟地 15～20 克、山药 30 克、茴香 3 克、茯苓 20 克、粳米 100 克、红糖适量，先将熟地、山药、茴香、茯苓共煎取汁，再与粳米煮成稀粥，调入红糖，即可食用。

以上方剂用于治疗伴有胆怯失眠，阳痿不举，或平时可勃起，性交则弛缓的患者。

（12）苡仁粥：苡仁 60 克、粳米 50 克，先煮苡仁，沸后加入粳米，共煮成粥，食用即可。用于治疗伴有小便黄赤，阴囊湿或觉肿痒的患者。

 自我按摩

对于功能性的阳痿，通过自我按摩的方法，常常可以收到明显的效果，而且简单、方便。

（1）揉神阙：双手掌相对摩擦，待生热后以掌根或鱼际部在肚脐处揉捻，当脐部发热时继续揉1～2分钟。

（2）揉关元、气海、中极穴，各1分钟。

（3）摩小腹：手掌沿小腹逆时针方向抚摩100次，再顺时针方向抚摩100次。

（4）推腹：双手掌重叠，沿任脉自神阙下推至中极，反复操作约1分钟。

（5）搓肾俞、命门穴：双手交替搓擦肾俞、命门穴，使热感透达到骶部为好。

（6）揉大腿内侧：沿两大腿内侧揉捏肌肉至腹股沟处，反复进行，约2分钟。

（7）一手托阴囊，一手沿阴茎两侧轻轻揉捏，反复数遍，如有勃起，仍继续揉捏，1～2分钟后改揉阴茎上下部分，力量不可太重，持续1～2分钟。

（8）双手掌搓热后，相对轻搓阴茎，若有勃起，仍可继续轻搓，约1分钟。

（9）揉捻三阴交穴，约1分钟。

（10）搓涌泉穴，至发热，结束手法。

自我按摩治疗功能性阳痿，具有很好的效果，它没有恐惧感，没有羞怯感，使自己在充分放松的情况下进行自我治疗。这自然是其他方法不易做到的。

二、早泄足底按摩疗效好

早泄是指房事时不能持久，一触即泄，不能完成性交。

早泄是一种最常见的男子性功能障碍，既影响双方的性欲满足，亦影响生育，影响夫妻感情，甚至造成家庭不幸和危机，危害严重，不可不治。

由于长期受封建思想的束缚，人们对性问题避而不谈，对性功能障碍更是羞于启齿。故家庭治疗自有其得天独厚的优势。

足底按摩

可在热水洗脚后进行，每日 1 次，坚持不懈。

在进行全足的基础按摩后，重点按摩肾上腺、肾脏、输尿管、前列腺、睾丸、性腺等反射区，手法宜轻缓柔和，持久深透，全部治疗约需半小时（图 4－2）。

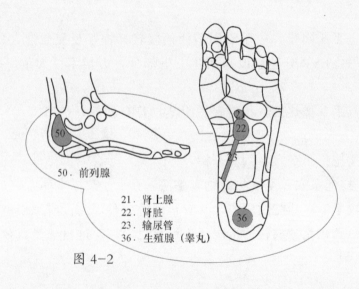

50．前列腺

21．肾上腺
22．肾脏
23．输尿管
36．生殖腺（睾丸）

图 4-2

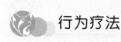 **行为疗法**

▶▶▶

行为疗法是治疗性功能障碍的多种方法之一，属于心理治疗的组成部分，包括暂停法和捏挤法。

1. 暂停法

治疗开始时，女方用手抚弄阴茎和睾丸，刺激到中度勃起，或训练患者有射精的感觉时即停止刺激或抽动，直至性高潮减退，阴茎萎软时，重复刺激使阴茎勃起坚硬，其目的在于提高射精的阈值。也可用加强间歇法，即感觉将要射精时，患者或女方向下牵拉其阴囊或睾丸，用力要适当，以降低性兴奋。这样治疗一段时间后，早泄的症状将有所缓解，甚至得到痊愈。

2. 捏挤法

在男方接近性高潮，即将射精时，女方用拇指、中指、食指轻轻捏、压阴茎冠状沟的上下方，由前向后挤捏，不要有两侧挤捏。当训练成功而夫妇正式交合时，可取女方上位，再行多次挤捏训练。其后，也可以改用阴茎根部（即接近阴囊部位）捏挤，一般两周内有效。据调查，此法由男方自行捏挤，则效果不理想。故治疗早泄宜夫妻双方同心协力，配合默契，则易生效。

 三、纵欲过度的家庭疗法

纵欲过度引起身体的损伤又叫"色欲伤"，它是房事过劳所引起的伤气、损精、丧神等综合临床表现的概称。中医学认为：人在性交前，必先心动，心动则相火起，相火起则肾藏之精暗动，性交时则倾倒而出。因此，如果房事不有所节制，放任自流，日日行，甚至日几度行之，成为人欲横流的纵欲，则肾藏之精有去无来，精藏空虚，往往造成色欲伤。

　　节欲是中医保健中的一大主张，有性命双修，身心共养的意义。节欲，并非禁欲，不否认人的自然本性，使人体精气得到有度的释放，保持健康的性心理，达到性和谐和延年益寿的目的。反之，有人为了追求性享乐，不顾身体情况，滥服滥用强性欲、壮肾阳的房中药物。房中药大多性味辛烈纯阳，虽然可使阳痿顿兴，但往往壮火食气，强阳伤阴，有竭泽而渔之患。特别是一些外用药物，使用不当，或流为腰疽，或聚为便痈，或腐其龟头，或烂其肛门，终为流弊。因此，为了避免色欲伤，不要为了纵欲快淫而乱服房中药，为求性享乐而伤身害气，应当有节制地进行性生活。

　　足底按摩，可起补肾壮阳、滋阴降火、平肝潜阳、双补气血等多方面的作用，实为家庭治疗首选之方。

足底按摩

　　可用火柴棍或牙签进行重刺激手法，点压肾脏、肾上腺、垂体、生殖腺、前列腺、睾丸等反射区。治疗后用热水烫脚，并立即上床休息（图4-3）。

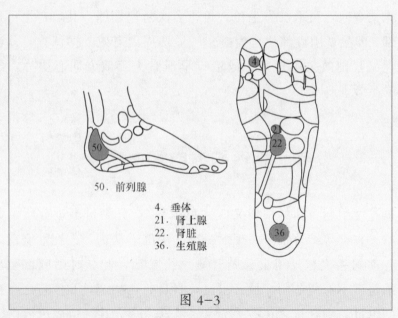

50. 前列腺

4. 垂体
21. 肾上腺
22. 肾脏
36. 生殖腺

图4-3

单方、验方和食疗 ▶▶▶

1. 狗肉粥

狗肉 500 克、糯米 100 克，将狗肉放入砂锅，加清水 2 升、料酒 25 毫升，上火烧开，煮到肉烂骨脱，去骨，将肉捣碎，加糯米同煮成粥，加精盐、味精、胡椒、豆豉、葱蒜姜末、麻油等，稍煮即可。也可将狗肉做成清蒸狗肉、红烧狗肉、砂锅狗肉等。

2. 麻雀肉饼

麻雀 5 只、猪瘦肉 200 克，同剁成泥，放入适量豆粉、油、白糖、盐、黄酒拌匀，做成肉饼，蒸熟食用。

以上方剂用治腰膝酸软、尿多、畏寒、肢冷等症。

3. 芝麻粥

芝麻 50 克、粳米 100 克、蜂蜜 500 克、清水 1 000 毫升，小火熬煮成粥，然后调入蜂蜜。

4. 清炖团鱼、红烧团鱼、鸡头鳖汤

清炖团鱼、红烧团鱼、鸡头鳖汤等可壮阳气、补劳伤。

以上方剂用于治疗伴有耳鸣、心烦、失眠、盗汗，形体消瘦的患者。

5. 莲肉红枣扁豆粥

莲肉 10 克、红枣 10 克、山药 20 克、白扁豆 20 克、芡实 10 克、大米适量，常法煮粥。

本方有养心健脾益肾之功，伴有面色苍白、精神萎顿、气短患者可长服之。

6. 人参银耳汤

人参、银耳同煮成汤，放入适量调料，久用有滋阴壮阳之功。

7. 燕窝粥

燕窝 10 克、糯米 100 克、冰糖 150 克，共煮成粥，对于伴有耳鸣、耳聋、发脱齿摇、失眠多梦、烦热患者，可作为经常食用之补剂。

其他疗法

香烟灸：选关元、足三里两穴，香烟灸烤，常用有效。

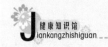

足部按摩祛百病

跷脚好处多

有些人在办公时，常常喜欢把两只脚高高地架在办公桌上，目中无人的样子，看起来很不顺眼，常受到人们的非议。其实，跷脚尽管行为不美，但是对于身体还是有好处的，是有一定的科学道理的。当一个人跷起脚之后，脚部和腿部的血液就可回流到心脏肺部，得到充分的氧化，使静脉循环活泼起来。这等于直接身体松一口气，让人精神重新健旺，可提高办事效率。当然，跷脚最好是在工休时或在家中进行。

可先平躺在床上休息 5～10 分钟，不用枕头，将两脚抬高于心脏，这种姿势可以使老旧的血液从腿流回，使新鲜血液供应到头脑。这样会使身体和血管松弛一下，对于高血压及解除静脉紧张都是有极大益处的。现在流行的睡椅，多采用了便于跷高脚的设计，如果坐在摇椅上摇摆，又能把脚跷得高过头部，效果会更好。

假如你实在没有时间可以跷起脚来，不妨利用泡澡的时间来做一做，当你放好一盆热水，全身浸在水里，把头靠在盆边，脚跷起高于头部，一会儿你就会觉得全身松弛。这对于头部、腿部、心脏及全身均有好处。

另外看电视时，把鞋子脱掉，将双脚放在沙发或是椅子上，也不失为一种好的方法。

四、足底按摩可以治遗精吗

男子未经性交而泄出精液，称为遗精。成年未婚男子或婚后分居者，在一月内遗精1～2次，仍属正常现象，若每周遗精达两次以上或清醒时遗精，伴有头昏、失眠、神疲无力、腰膝酸软等症，则属病态。

足底按摩自有其独到专擅之处。

 足底按摩

主要按摩生殖腺、垂体、头部、肾上腺、甲状腺等反射区。因遗精主要由于肾精亏虚、肾气不固，故肾脏反射区宜着重刺激，最好在用热水洗脚后进行，亦可用香烟灸烤脚底涌泉穴，亦有一定效果（图4－4）。

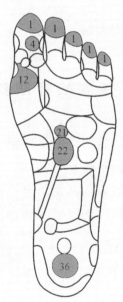

1. 头
4. 垂体
12. 甲状腺
21. 肾上腺
22. 肾脏
36. 生殖腺

图4－4

单方、验方和食疗

▶▶▶

1. 香橼浆

香橼 1～2 个、麦芽糖适量。取香橼 1～2 个，切碎放入碗内，加入适量麦芽糖，盖上盖，隔水蒸数小时，以香橼稀烂为度，每次服 1 匙，早晚各 1 次。

2. 海马酒

海马 1 对、白酒 500 毫升，用酒浸泡海马两周后，按自己的酒量每日饮少许。

3. 韭菜炒羊肝

韭菜 100 克（切成节）、羊肝 120 克（切片），共入锅炒熟食用。

4. 五倍子

用五倍子捣烂，醋调为饼，敷脐。

 ## 五、按摩治疗阴茎异常勃起

阴茎海绵体有两块，是阴茎的重要组成部分，性欲高潮时，海绵体极度充血，阴茎就勃起。阴茎的异常勃起，是精神因素、心理影响和性生活方式方法不当引起的。其表现就是当进行性行为时，达不到性高潮，始终有一种不满足的感觉，在性交以后阴茎也不萎软，仍在持续勃起，有疼痛和胀痛感，不能坐位。

 足底按摩疗法

▶▶▶

主要按摩生殖腺、垂体、头部、肾上腺、甲状腺等反射区。应在用冷水洗足后进行，按摩后改以热水烫脚，用干毛巾反复搓擦足底，以红热为度（图4—5）。

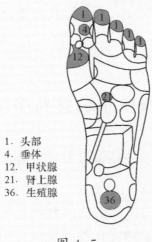

1. 头部
4. 垂体
12. 甲状腺
21. 肾上腺
36. 生殖腺

图 4—5

 单方、验方和食疗

1. 大蒜蜂蜜疗法

剥取独头紫皮蒜一头，加上80毫升蜂蜜，放在锅里加热，煮熟10分钟后，再加上研成细末的黑芝麻，大约150克，用力混匀，搅拌在一起，然后再装广口瓶中，一天服2次，1次约5毫升，或做黄豆粒大小的药丸，每次5粒，用开水冲泡饮用。

2．五加皮药酒疗法

取五加皮250克，切成小片，加上白糖250克，白酒约2 000毫升，一起放在广口瓶中，放置在阴凉地方（不允许放在冰箱内）。保存1个月后，滤出残渣，将液体仍装瓶中，每日2次，每次25毫升。

 耳穴压迫法

取穴：睾丸、子宫、神门、外生殖器、肾脏、内分泌。

用中药王不留行籽贴在 0.5 厘米×0.5 厘米胶布上，然后分别敷在以上穴位，边敷边按摩，直至穴位上有胀痛，耳廓有灼热为止，隔日换贴 1 次，两耳交替敷按，每次 4 个穴位，轮换应用，每天患者自己按揉刺激耳穴 3 次。

 # 六、精液中没有精子怎么办

精液中无精子是指经过多次重复检查，精液清稀，未发现精子，也叫无精子症。

现代医学认为无精子症常见的病因有以下两种：

（1）精子生成障碍，例如先天性睾丸发育不全及双侧隐睾等。另外，成人患腮腺炎时有 20% 合并睾丸炎，使睾丸萎缩，这些都可引起无精子症。

（2）精道堵塞，由于炎症或其他原因使精子不能运出体外，常见病因有淋病、结核和非特异性感染。

足底按摩治疗无精子症有其独到之处。

 足底按摩

可选择垂体、甲状腺、甲状旁腺、肾上腺、肾脏等足穴，手指进行柔和的按摩。也可用王不留行籽贴于 0.5 厘米×0.5 厘米的胶布上，敷于上述足穴上，每天反复按摩王不留行籽 3 次。隔日 1 换，双脚交替进行（图 4-6）。

 单方、验方和食疗

（1）蛇床子、丹参、鸡冠花等量共研为末，用透骨草煎汤，调药末为糊状，剃去阴毛，睡前敷于睾丸。主治伴有形体肥胖，无胡须，皮肤细

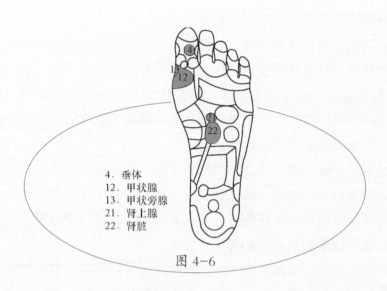

4．垂体
12．甲状腺
13．甲状旁腺
21．肾上腺
22．肾脏

图4-6

腻，睾丸极小的阳虚型患者。

（2）鸡冠花、楮实子、鸡血藤胶，研末，用透骨草煎汤调药末为糊状，剃去阴毛，睡前敷于睾丸。主治形体稍胖，无胡须，声细，五心烦热，阴茎、睾丸极小的阴虚型患者。用药期间，忌酒、辣物、腥、茶、黏食。

 阴部湿热法　　　　　▶▶▶

临睡前，用一盆热水浸湿毛巾，取出拧干后，由双侧腹股沟到小腹部、阴部、会阴部到肛门两侧，反复擦揉多次，再对阴茎、阴囊用热湿毛巾反复搓揉，每7天为1个疗程。

七、性交痛有治吗

性交疼痛是临床上较常见的性功能障碍之一，主要表现在性交时出现阴茎、尿道、会阴、阴囊及下腹等部位的疼痛，有一部分患者在性交结束后仍可持续疼痛一段时间。因此，患者常感非常痛苦。

常见的性交疼痛有如下几个原因：

（1）泌尿生殖系统的炎症，如尿道炎、精囊炎、前列腺炎等，此时除了性交疼痛外，往往还有尿频、尿急、尿痛等症候。

（2）包皮过长和包茎也是性交疼痛的常见病因。性生活时，由于狭窄的包皮口挤压阴茎头部，刺激感觉神经末梢而发生疼痛。

（3）阴茎畸形也可引起性交疼痛。

（4）对避孕套过敏，也会出现性交疼痛，常出现于过敏体质患者。

（5）性交过频，由于性器官过于疲劳而产生的性交疼痛。

（6）还有的男性性交疼痛与女方有关，如女方的白带增多，阴道的环境改变，使阴茎受到刺激而造成性交疼痛。

应该指出的是：足底按摩并不能治疗性交痛，但却能够有效地缓解性交时所产生的疼痛，故为广大患者所乐于接受。

足底按摩

可按摩睾丸、输尿管、肾脏、肾上腺、腹腔神经丛等各足穴，也可将王不留行籽用 0.5 厘米×0.5 厘米的胶布贴于特定的穴位上，隔天 1 换。也可性交前敷贴，性交第二天去除（图 4—7）。

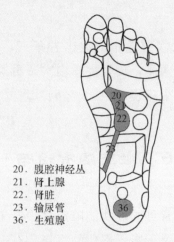

20．腹腔神经丛
21．肾上腺
22．肾脏
23．输尿管
36．生殖腺

图 4—7

单方、验方和食疗

房事后中寒腹痛方：生姜、葱白各适量，共捣烂炒热，摊于脐上，以艾灸之。

八、对性生活缺乏兴趣的足底按摩法

在正常青壮年或中、老年中出现的与年龄不相适应、不和谐的性欲减退，可称为性冷淡。这类患者对性生活缺乏激情，甚至全无兴趣，使爱人痛苦，自己也很苦恼，有些家庭甚至因此而产生危机甚至解体。

引起性冷淡的原因很多，因为性功能是在神经与内分泌系统调节下，并在一系列的条件反射与非条件反射的支配下，由神经系统、内分泌系统、生殖系统、运动系统、呼吸与循环系统等多方面的参与下完成的，所以它不但受医学方面，而且还受心理等多方面因素的影响，诸如体力、精神、心理、内分泌等因素。

女性性冷淡多半是由于过于神经质，或者是对性以外的事物过多地关心，尤其是对性存有偏见，都易造成性冷淡。

导致男性性冷淡的原因是男性经验不足，过于紧张或有不成功的性交经历，使对性交缺乏自信造成性冷淡。

当然性器官本身有问题就要去请教专科医生，不是本文要讨论的问题。假如是因疾病或身体不适，劳累或心情不佳所引起，则是暂时现象，过一段时间自会恢复，切不可大惊小怪，或责怪呵斥，有些甚至由此而造成永久性的性冷淡。这时最需要的是关心、呵护和理解，一份浓浓的爱意，是解除性冷淡的最佳良药。

足底按摩

通过足穴的按摩，能促进脑垂体中激素的分泌，提高生殖器的功能，

从而提高性欲。

其按摩的具体部位是垂体、头部、肾上腺、肾脏、生殖腺以及下身淋巴、腹腔神经丛反射区（图4-8）。

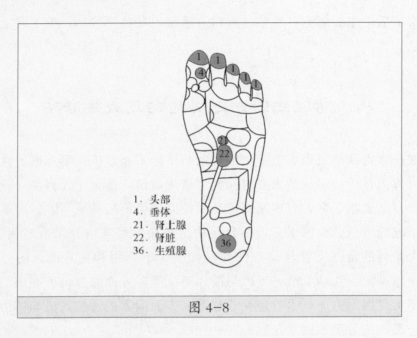

1. 头部
4. 垂体
21. 肾上腺
22. 肾脏
36. 生殖腺

图4-8

男性：加睾丸、前列腺反射区。

女性：加子宫、卵巢、阴道反射区。

 应该注意的问题

（1）增强体质，消除精神紧张与劳累。

（2）创造适宜的性生活环境，例如：闩门，拉上窗帘，以解除女方的思想负担，保证在性生活时不致受到干扰。

（3）营造一个温馨、浪漫的氛围，柔和的灯光、粉红的窗幔、整洁的环境、爱人的甜蜜絮语以及温柔的抚摸，都是激发性欲的灵丹妙药。

（4）解除性冷淡之苦，需要爱人的理解和配合，多用柔情蜜意去打动对方，而不要一味指责，甚至在对方没有激情时强行进行性生活，这样只能加重对方对性生活的厌恶，而加重双方的痛苦。

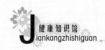

人体排毒解毒方

1. 运动排毒最轻松

运动能够加速新陈代谢，帮助皮肤和肺脏排毒，通过出汗等方式排除其他器官无法解决的毒素。可以根据自己的喜好选择运动方式，如跳绳、游泳、慢跑、练瑜伽等。每周最少做 1 次。

2. 早晨空腹饮水排便法

早上起来的第一杯水，会把你身体里面大量的毒素都排除掉。

3. 足浴

因为脚是体内毒素的最大沉积处，所以要坚持足浴，每天 1 次，每次 15 分钟。

4. 芳香疗法

可利用蒸汽浴发汗排毒，也就是利用人体面积最大的皮肤作为出汗排毒的系统。另外，浴盐能帮助肌肤排毒，可以选择含有香料、海盐、褐泥或海藻的浴盐产品。全身浸入水中，保持 20 分钟，注意深呼吸。一周不要超过两次，以免身体被过度激活。

5. 洗肠排毒

洗肠排毒是一种应急的方法，但不能作为排毒的常用手段。如果反复洗肠，有可能会使肛门括约肌更为松弛，对便意的敏感性更差。另外频繁洗肠可能引起肠道菌群混乱，导致肠道功能紊乱，引起腹部胀气、腹泻等症状。

6. 饮食

常饮绿茶、蔬菜汁（芹菜汁、番茄汁等）与果汁，常吃薯类、杂粮、海藻等食物排毒。每周吃两天素食，给肠胃休息的机会，多吃新鲜食品和有机食品。

7. 沐浴

在家里泡浴时可加入精油，如柠檬草 3 滴＋马郁兰 3 滴＋迷迭香 3 滴，可去除宿便，排解毒素。

足部按摩祛百病

九、阴道痉挛症怎么治

妇女阴道痉挛，是指妇女生殖器官正常，没有病理变化，只是在性交时只要男性将阴茎插入时，会阴部围绕阴道外 1/3 的肌肉，便发生不由自主的痉挛，使阴道口突然闭合，使得性交不能进行。

足底按摩能有效地预防该症的发生，并在阴道痉挛时缓解症状。

 足底按摩 ▶▶▶

在同房前，用热水洗脚，并进行足底按压，可选择肾脏、肾上腺、腹腔神经丛、垂体、阴道、生殖腺、子宫等穴。也可在按摩后，用王不留行籽用胶布贴于特定足穴上，在性生活中持续刺激足穴，可有一定效果（图4－9）。

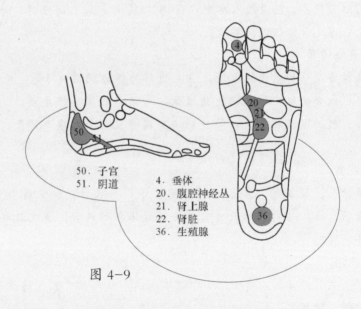

50. 子宫
51. 阴道

4. 垂体
20. 腹腔神经丛
21. 肾上腺
22. 肾脏
36. 生殖腺

图 4－9

按摩疗法

指压，按摩太阴跻穴（足内踝下缘凹陷处），交仪穴（足内踝尖上 5 寸处），居髎穴（膝内侧，股骨内髁的高点），用拇指尖压迫以上各穴，然后用顺时针方向着力，按摩 36 次，1 日 2 次。

耳穴压迫法

取子宫、神门、交感、肾上腺、内分泌、脑点及外生殖器，将王不留行籽用胶布贴在上述各穴上，边贴边按摩，直至穴位胀痛，耳廓灼热感为止。隔日换另一耳敷贴，每次选取 4 个穴位，轮换敷贴。

 ## 十、乳汁不足按摩法

母乳不足，不仅影响新生儿的生长发育，又易患乳腺炎、乳腺增生等疾病。为什么出现母乳不足？首先是因为产妇精神紧张，情绪不稳定，负担太重，影响乳汁的分泌；其次是产妇体质瘦弱，营养不良，也影响乳汁分泌。

足底按摩

应重点按摩垂体、肾上腺、甲状旁腺、子宫、生殖腺等反射区。一般在用热水泡脚后进行，手法宜轻缓、持久（图 4－10）。

偏方、验方和食疗

（1）石花菜 10 克，凉水洗净，水煎服。

足部按摩祛百病

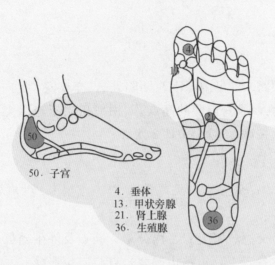

50. 子宫

4. 垂体
13. 甲状旁腺
21. 肾上腺
36. 生殖腺

足部按摩祛百病

（2）产后或哺乳期乳房胀痛，可把旧木梳背烘热，轻梳患处，然后用大葱煎汤洗涤乳房。

（3）核桃 10 个（打碎去皮）、红糖 20 克，每日 1 剂，水煎分两次服。

（4）猪蹄 2 只、通草 24 克，将上药同炖，去通草食猪蹄饮汤。

（5）漏芦 10 克、鸡蛋 2 个，将漏芦加水 1 碗半，水煎去渣、冲鸡蛋服，每日 1 剂，适用于气滞、乳汁不下者。

（6）鲜连根韭菜 150 克（切碎）、砂仁 4 克、鲜猪蹄 1 只。先将猪蹄放入砂锅内煮烂后，将其他药物放入，再煮 10 分钟，汤肉同食，每日 1 剂。

（7）核桃仁 15 克、猪油少许、砂糖适量。先将核桃仁捣碎，再加猪油、砂糖冲服。

其他疗法

1. 热敷疗法

用鲜蓖麻叶 200 克，加水适量，煎 50～60 分钟，取汤汁热敷于乳房上。

2．梳乳疗法

先用大葱 30 克加水煎者，外洗乳房，然后用木梳轻梳乳房 10 分钟，再用梳背按摩乳房 10 余次，每日 2～3 次，注意用力不宜太大，以免刮伤皮肤。

3．按摩疗法

用手掌推摩胸部及乳房周围 20～30 次，按压膻中、中脘、足三里、三阴交各 1 分钟。以上手法，每日早晚各治疗 1 次。

另外，如果让小儿按时吸吮乳头，反射性刺激垂体分泌催乳素，也可促使乳汁下行。

 十一、如何治疗奶疮

奶疮又名急性乳腺炎，多因妇女在哺乳期乳房受挤压或哺乳时被婴儿吮破奶头，细菌（主要是葡萄球菌）趁机侵入，造成排乳不畅，乳汁积聚，细菌得以繁殖而起。症见患侧乳房红肿热痛，可触及结块，排乳不畅，常伴有严重的全身性症状，如怕冷、发烧、头痛、全身关节酸痛。如治疗不及时，发热不退，常可形成脓肿，渐渐脓肿可自行破溃排脓，脓排尽后一般体温正常，肿痛渐减。

 足底按摩 ▶▶▶

宜重点按摩垂体、肾上腺、甲状旁腺、子宫、生殖腺等反射区，多在用冷水洗脚后进行，用干毛巾将脚搓得红热，则疗效更佳（图 4—11）。

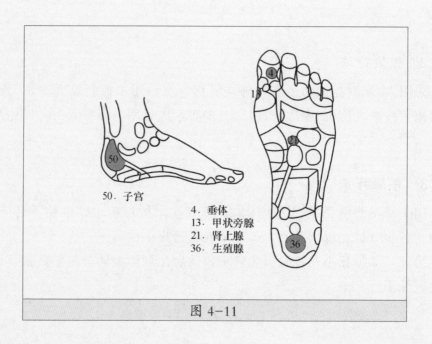

50．子宫

4．垂体
13．甲状旁腺
21．肾上腺
36．生殖腺

图 4-11

单方、验方和食疗

（1）葱 250 克、鲜蒲公英 120 克，先用葱煎汤热敷，再行乳房按摩以促进瘀乳宣泄；或用冰袋、毛巾湿敷以减少乳汁分泌；或用吸奶器吸出乳汁，继用鲜蒲公英捣烂外敷，干后调换。

（2）鲜蒲公英、土豆。取鲜蒲公英一把，土豆 1 个，洗净，捣烂成泥状，用时将此药泥外敷患部。

（3）鲜马兰 100 克捣烂取汁，加白糖适量口服，每日 3 次，余药渣局部外敷，干后可取药捣烂再敷。冬季，可取马兰干品 60 克，加水 500 毫升，煎至 300 毫升。分 3 次服，余药渣捣烂外敷如上。

（4）鲜土三七叶加砂糖捣泥外敷。

（5）生远志 500 克水煎 5 小时后滤汁浓缩成胶状，然后摊在多层纱布上敷患处，大多 1 次见效。

（6）五倍子研末，加食醋调和，稍置片刻，成深褐色黏膏，然后将膏涂于不吸水的纸上，敷患处，每 2～3 天换药 1 次。

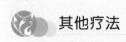 **其他疗法** ▶▶▶

1. 梳乳疗法

可先用赤芍 20 克、夏枯草 30 克、蒲公英 20 克，水煎外洗，然后用左手将乳房轻轻托起，右手持木梳在患处轻轻地梳，每次 10～15 分钟。

2. 热敷疗法

蒲公英 120～180 克，水煎后热敷患处，每日 2～4 次，每次 20～30 分钟。

3. 热熨疗法

将大葱一大把捣成饼状，加麝香少许，摊于乳上，上覆厚布一块，用熨斗熨烫，汗出即愈。

 按摩疗法 ▶▶▶

（1）用手掌揉摩胸部及乳房周围 20～30 次。

（2）捏拿腋窝前筋 20～30 次，自上而下，用力捏拿，如在捏拿过程中有明显疼痛，说明病已接近痊愈。

（3）用手掌按推上腹部 20～30 次，重点推按上脘到水分这条线。

（4）按压膻中、曲池、足三里、三阴交各 1 分钟。

以上手法，每日早晚各 1 次。

 ## 十二、阴部瘙痒可用足底按摩治疗

阴部瘙痒多由于炎症引起阴道分泌物增多，刺激阴道的局部而产生瘙

足部按摩祛百病

痒。此外，糖尿病和滴虫病也可引起阴部瘙痒。

 足底按摩

可按摩肾脏、输尿管、膀胱、肾上腺、阴道、子宫、生殖腺、淋巴腺等反射区（图4-12）。

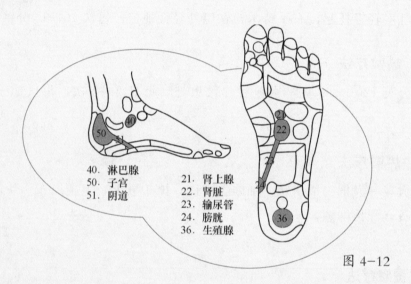

40. 淋巴腺
50. 子宫
51. 阴道

21. 肾上腺
22. 肾脏
23. 输尿管
24. 膀胱
36. 生殖腺

图4-12

 单方、验方和食疗

（1）可用少量食盐冲温开水熏洗阴部，每日2～3次。

（2）可用比例为1：5000的高锰酸钾和温开水冲溶后成淡紫色，熏洗阴部，每日2～3次。

 自我按摩法

可按压耻骨边缘的痛点及血海、三阴交、蠡沟穴各1分钟，每日早晚各1次。

值得说明的是：本手法只适用于女性阴部瘙痒的轻症以及用于辅助治疗本病，对于本病的重症患者还是应去医院及早诊治为好。

 ## 十三、解除妊娠反应的烦恼

妊娠反应，是指发生在妊娠早期的恶心、呕吐、恶闻食气，或食入即吐、头晕烦闷等症。大多数孕妇为了胎儿的健康，多不愿服药治疗，因而要忍受很大痛苦，有些妊娠反应剧烈的，孕妇因不堪忍受而忍痛中止了妊娠。所以，不打针吃药的足底按摩手法格外受人垂青。

 ### 足底按摩

可用保键性的轻手法按摩肾脏、输尿管、膀胱、垂体、甲状腺、肾上腺、子宫、卵巢、胸部和乳房等反射区（图4—13）。

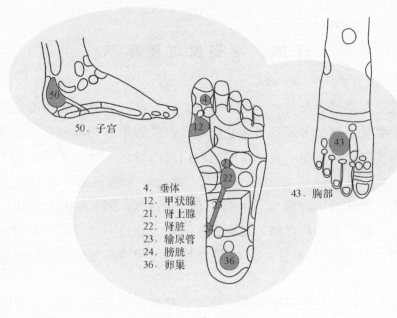

50．子宫

4．垂体
12．甲状腺
21．肾上腺
22．肾脏
23．输尿管
24．膀胱
36．卵巢

43．胸部

图4—13

单方、验方和食疗

（1）乌梅 10 克，细辛 1.5 克，川椒 1.5 克。以上各药放入茶杯，沏水代茶。

（2）乌梅 12 克，竹茹 10 克，生姜各 10 克。每日 1 剂，水煎分 2 次服用。

（3）鲜生姜 30 克，伏龙肝 200～300 克。将生姜切如米粒大小，伏龙肝煎汤代水，加入生姜浓煎，待温频频饮服。

 按摩疗法

对妊娠反应严重之人，以热水袋，在防止烫伤的前提之下，先在腰背部热敷十数分钟，然后将热水袋上下左右移动，移动时稍加压力，以使其发挥按摩的作用。此法对腹部不适有很明显的缓解作用。

 十四、平安度过更年期

女性更年期综合征是指女性到了 45－55 岁，由于卵巢功能减退，引起内分泌紊乱，月经方面也由紊乱到停经，或因手术切除卵巢、放射治疗等原因而丧失卵巢功能，在一段时间内出现的以自主神经系统功能失调为主的综合征。其可表现为失眠、不安、焦躁、无精打彩、自觉眩晕、耳鸣、头痛、腰痛、手脚麻木、心悸、消化不良等多种多样的表现。更年期，这是一段人生必经之路，虽然会使一些人觉得不适，但并没有任何器质性病变。女性表现明显，男性虽然也有更年期，但只是表现不明显罢了。

治疗的关键就是促进性激素的分泌，调节神经系统功能。足底按摩自有其独特的优势。

足底按摩

　　重点按摩头部、垂体、颈项、生殖腺、甲状旁腺、肾上腺、子宫、腹腔神经丛等。采用柔和轻缓的刺激。持续30分钟左右，每日治疗1次（图4－14）。

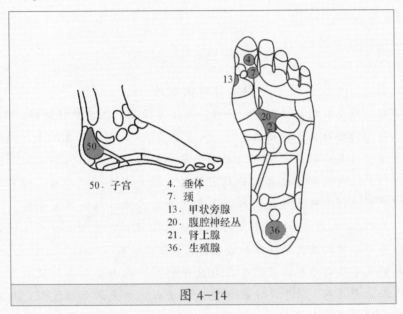

| 50．子宫 | 4．垂体 |
| 7．颈 |
| 13．甲状旁腺 |
| 20．腹腔神经丛 |
| 21．肾上腺 |
| 36．生殖腺 |

图4－14

 单方、验方和食疗

　　（1）甘草50克、小麦30克、大枣15枚，水煎服，治更年期综合征。

　　（2）夜交藤、枣仁、枳实各50克，加水500毫升，煎至200毫升，去渣取汁，加入白糖适量，睡前服30毫升，主治更年期烦躁不安。

　　（3）生龙齿20克，先煎30分钟，再加入黄连3克，煎取汁服用，每天2次，治更年期心烦有热者。

　　（4）黄连、肉桂等量，研成细末，每次服6克，日服2次。主治更年期失眠、多梦、健忘、手脚心热、夜卧盗汗。

　　（5）枣仁30克，先煎30分钟去药渣，再加入鲜百合15克，将百合煮熟，连汤服用。主治更年期失眠、多梦、心烦、手足心热。

暗示诱导法

▶▶▶

医者对患者进行暗示、诱导，解除患者的思想负担，树立战胜疾病的信心，使之精神振奋，促进疾病早日康复。

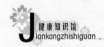

自助足疗保健康

足部按摩是我国传统医学的一种治疗保健方法。医学典籍记载，"人之有脚，犹似树之有根，树枯根先竭，人老脚先衰"，因而早在几千年前人类就很重视对双足的锻炼和保养，并运用足部按摩即足疗来防病治病，强身健体，而且足部按摩方法在国外亦有流传，称为足部物理疗法。研究人员运用现代科学技术研究发现：双脚上存在着与人体各脏腑器官相对应的反射区（穴位），刺激这些反射区，可以促进血液循环，增强内分泌系统，调节人体各部分的机能，取得防病治病自我保健的效果。

足疗无不良副作用，很适合在群众中推广。但由于足疗时须采用"重刺激"和"有痛感"的手法才能体现治病功效，加上穴位较复杂，无法自己操作，所以目前大多数足疗只能是被动地"人工足疗"，一些"足疗保健""足浴保健"等服务机构也因此应运而生。

足疗既然有一定保健作用，为什么不能自己做呢？市面上现有"足穴图解袜""对症取穴自助足疗机"等自助足疗的仪器。对症取穴自助足疗机采用的是"无痛感"高频率捶打式理疗原理，对症取穴通经活络，强化消化系统机能、加速血液循环、排解体内毒素、增强免疫力，符合现代养生理论；足穴图解袜则能帮助人们无需学习与记忆便能直观自己的全部足穴名称位置，并通过触诊，帮助人们查诊足穴中有无沙粒、结节、条索状等结晶物存在，以证实相应器官有无疾患，然后在仪器上进行无痛按摩。有了自助足疗的仪器，人人可以每天在沐浴后、临睡前、观看电视节目时休闲地"自助足疗"。

足部按摩祛百病

第五章　足部按摩美容法

　一、消除"青春痘"的按摩方法　

所谓青春痘，又称粉刺，在医学上称为"痤疮"，是一种毛囊皮脂腺的慢性炎症。其发生原因与雄性激素的分泌有关，青春期由于雄激素的刺激，皮脂分泌增多和毛囊皮脂腺管口角化、栓塞，皮脂淤积于毛囊内，在此基础上继发细菌感染所致。其他如食用过多的脂类及糖类食物、便秘、消化不良、精神因素、化学物质刺激、遗传等都可以成为致病因素。

痤疮多见于青年，好发于面、胸、上背等皮脂较多的部位，是和毛囊一致的锥形丘疹，有时充血有脓疱，也可有黑头粉刺、白头粉刺、结节、囊肿和瘢痕等，青春期过后可自愈。

用足底按摩治疗青春痘有一定效果。

　足底按摩　▶▶▶

可先进行全足的基础按摩，尤其是肾脏、输尿管、膀胱，以促进新陈代谢和毒素的排出。其次按摩肾上腺、胃肠、肝胆、脾脏、甲状腺、甲状旁腺、垂体、生殖腺、淋巴腺等（图5—1）。

　刺耳疗法　▶▶▶

先在耳轮上方消好毒，再于耳轮上针刺出血，挤出几滴血，两侧耳朵都刺，每4～6天做1次，对痤疮及面部扁平疣都有效果。

足部按摩祛百病

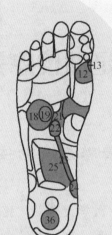
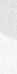
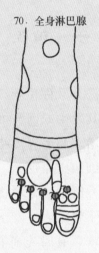

12. 甲状腺
13. 甲状旁腺
18. 肝脏
19. 胆囊
21. 肾上腺
22. 肾脏
23. 输尿管
24. 膀胱
25. 小肠
36. 生殖腺

70. 全身淋巴腺

图 5—1

足部按摩祛百病

 指压疗法

指压、按摩合谷、神门、大陵。

患者自己的一只手拇指指尖压迫另一只手的合谷约 1 分钟，改用指腹沿顺时针方向旋转按摩 36 次，逆时针方向旋转按摩 36 次，再以同样的手法指压、按摩神门与大陵，也可用牙签或大头针刺激合谷、神门及大陵，直到局部皮肤发红即可，坚持下去，可收奇效。

二、影响美容的酒渣鼻

酒渣鼻是以鼻尖及其两侧皮肤发红、油润、粗糙不平为特点的疾病，病变的皮肤可见细小的红丝，遇冷热刺激或饮酒激动时更明显；还可有小粉刺可挤出白色脓头。一般自己没有什么特殊不适的感觉，但影响美观，以男性患病为多。往往在青春期开始发病，如果不及时治疗，可以迁延终生。本病的病因多是由于嗜好饮酒或偏食辛辣刺激食物，导致胃生积热、热势上攻所致，也可见于素有肺胃之热的人，虽不饮酒，也生本病。

 足底按摩 ▶▶▶

可按摩肾上腺、甲状旁腺、脾脏、胃肠、淋巴腺及鼻等足穴。轻柔刺激，持之以恒，可收良好效果（图5-2）。

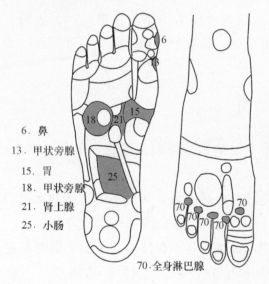

6. 鼻
13. 甲状旁腺
15. 胃
18. 甲状旁腺
21. 肾上腺
25. 小肠

70.全身淋巴腺

图 5-2

 单方、验方及食疗 ▶▶▶

（1）橘核3～5克，核桃仁1个，先将橘核用微火炒至黄色，风干后研成细末，再将核桃仁研碎为粉，两者调匀，以温酒调敷患处。

（2）硫黄3克、雄黄3克、绿豆9克，共研成细末，以人乳调敷患处，每晚1次。

（3）大枫子30个（去壳）、核桃仁15个，上药捣成糊状，再加入水银

（剧毒，请慎重用药）3克，拌匀，用纱布包住药糊频擦患处，每日3次，3天后停药1次，直至痊愈。

（4）生石膏、生石灰等量研成细末，过筛，再用瓷钵研匀，装瓶备用，用时将患处洗净，将药粉适量加酒调成糊状，敷于患处，每日1次，连用2～3次。

 按摩疗法

坐位，用一手指压迫同侧足三里穴约1分钟，再改用指腹顺时针方向旋转按摩36次，然后再改换另一侧足三里穴，方法同上。有条件者用艾绒灸治足三里效果更好，如没有，用香烟灸也可以。

 应注意的问题

（1）饮食调节：忌酒和辛辣刺激食物，少食过热、过油、过甜食品，多食蔬菜水果，保持大便通畅。

（2）面部避免过冷过热刺激，最好不用太热的水洗脸，以免加剧血管扩张。

（3）修身养性，锻炼身体，保持心理平稳、情绪稳定。

（4）积极治疗体内各种疾病，如胃肠功能紊乱、内分泌失调、病灶感染。

 ## 三、黄褐斑是什么原因引起的

黄褐斑，俗称肝斑，是影响女性面部美容最常见的一种皮肤病。皮损多对称分布在眼周附近、额部、颧部、颊部、鼻部及口周。为大小不等，形态不一的色素斑，其颜色多种多样，有的呈淡褐色，有的呈咖啡色，有的呈淡黑色，有的皮损还可以相互融合成蝴蝶状，故又称"蝴蝶斑"。有

足部按摩祛百病

的妇女在妊娠 3 个月后可出现此斑，所以还称为"妊娠斑"。

现代医学认为本病多由于服药、妊娠和其他原因引起，其中最重要的原因是服用避孕药。据统计，口服避孕药的妇女中，有 20% 可发生本病。妊娠时出现黄褐斑可能是由于妊娠期雌激素及黄体酮增多，促使色素沉积所致，分娩以后可逐渐消失，属于生理性反应。此外，有一些生殖系统疾病，如月经不调、痛经、宫腔慢性炎症，及一些慢性消耗性疾病，如肝病、结核、恶性肿瘤等，均可引起黄褐斑。除此之外，某些劣质化妆品亦可引起本病发生，使用时不可不慎。

足底按摩对本病有积极而确切的疗效。

足底按摩

可按摩胃、输尿管、膀胱等反射区的基础穴，以增加新陈代谢及代谢产物的排泄；其次按摩肾上腺、甲状腺、甲状旁腺、垂体、生殖腺、淋巴腺等腺性组织，调节内分泌及激素的平衡；最后按摩胃肠、肝胆、脾脏等消化腺，以健脾化痰利湿，促进黄褐斑的消散（图 5－3）。

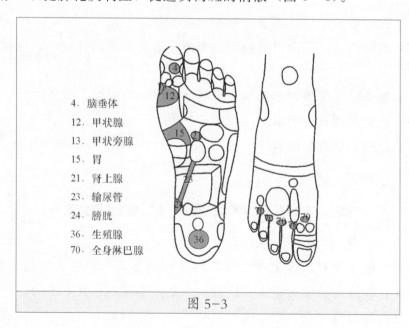

4. 脑垂体
12. 甲状腺
13. 甲状旁腺
15. 胃
21. 肾上腺
23. 输尿管
24. 膀胱
36. 生殖腺
70. 全身淋巴腺

图 5－3

足部按摩祛百病

单方、验方和食疗　　▶▶▶

（1）青嫩柿叶晒干研成细末，与白凡士林 30 克调匀成膏，每天睡前涂患处，晨起洗净，一般连涂半个月至 1 个月后可奏效。

（2）山药 100 克，白薯 100 克，将两者晾干后研成粉，滑石粉 100 克、家鸽粪 10 克，将上述四者混匀，每天用蛋清调部分药粉涂患处，晨起洗去。

（3）鲜杏花，鲜桃花，鲜梨花，鲜柿叶各 190 克，补骨脂 30 克，香油适量，将杏花、桃花、梨花、柿叶晒干后与补骨脂共研细末，装入瓶内备用，每晚临睡前取药末适量，香油调糊，涂面部，次日早晨洗去。每晚 1 次，3 周为 1 个疗程，连用 2 个疗程即可见效。注意：必须晚间用药，如白天用药反而增加色素沉着。

 应注意的问题　　▶▶▶

（1）保持心情舒畅，遇事心胸豁达，不要钻牛角尖。

（2）饮食适宜，避免过油过腻、辛辣刺激及不易消化食品，保持消化道通畅。

（3）避免过度劳累，养成早睡早起的习惯，勤锻炼，节制性生活。

（4）避免强烈日光照射。

（5）积极治疗有关疾病。

 四、如何应用足底按摩治疗脱发

一个人的头发对其仪表非常重要，尤其是女人，如果头发稀疏欠润，看上去将比实际年龄要大很多。这对一个女人来说是非常不幸的。

常见的脱发分斑秃、脂溢性脱发和早秃，原因均不甚明了。斑秃可能与神经、精神性因素和头皮部的免疫功能失调有关，而脂溢性脱发和早秃则与内分泌有关。可见，一个人的头发好坏与全身状态和年龄都有关系。

中医认为"发乃血之余"。故在治疗上，应以补气养血、荣筋生发为主。足底按摩对脱发有一定疗效。

 足底按摩

在症状区方面采用头部、脑下垂体、甲状腺。相关区方面采用肾上腺、肾脏、输尿管、膀胱、卵巢等穴。使用轻缓柔和的手法，历时 15～20 分钟，每日 1 次（图 5-4）。

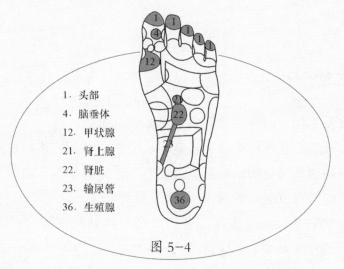

1. 头部
4. 脑垂体
12. 甲状腺
21. 肾上腺
22. 肾脏
23. 输尿管
36. 生殖腺

图 5-4

 单方、验方和食疗

（1）食盐 15 克，将食盐加入 1 500 毫升温开水，搅拌均匀洗头，每周1～2 次，此法长期应用可防止脱发。

（2）嫩柳树叶、芝麻荚壳各 125 克，上药共煎汤洗头，每周 2 次，连用数月。

（3）醋 50 毫升、墨 1 锭，将醋倒砚台内，用墨反复研磨使呈稀糊状，用毛笔蘸药液涂搽患处，每日 3 次。

（4）生地、首乌各 30 克，黑芝麻梗、柳树枝各 50 克，入瓦钵中，水煎，趁热熏洗患部，每日 1 剂，熏洗 3 次。熏后，用干毛巾覆盖患部半小时，避风。

（5）硫黄、生大黄、苦参各适量，上药等份共研极细末备用。先用温水洗头，再将此粉 9 克用水调成稀糊状洗头，待 5～10 分钟后，再用香皂或硫黄香皂将头发洗净，隔日 1 次，一般用 7～14 次。

（6）上好辣椒油涂擦患处，每日 2～3 次，治斑秃。

（7）鲜椰子汁或椰子油搽局部，每日 2 次，治斑秃。

（8）鲜生姜或白兰地酒擦患部，每天 2～3 次，治斑秃。

（9）采新鲜的侧柏叶适量，洗净后水煎，去药渣，待温后用药液洗头，每日 1 次。

应注意的问题　▶▶▶

（1）修身养性，保持心情舒畅，不必过分紧张。

（2）多数发病者往往伴有神经衰弱、失眠、思虑过度、情绪波动。与突然的精神刺激有关，所以应避免过度劳累，早睡早起，适当锻炼，生活有规律，性生活有节制（每周 1～2 次为宜）。

（3）饮食调节：限制多糖、多脂肪和辛辣刺激性饮食，少饮或不饮酒、咖啡，多食蔬菜水果，保持消化道通畅。

（4）保持头部清洁，每周用硫黄香皂或硫黄发乳，温水洗头 1 次，适当除去油脂，使之减轻对毛根的压迫作用，减少脱发，促进头发生长，但注意洗头不要太勤，这样会刺激皮脂腺分泌，容易使症状加重。

 五、如何保有一头秀发

美丽的头发是人体美的重要组成部分，人们常用"秀发如云"来形容头发的美丽。健美的头发应该是清洁、整齐、没有头屑、外观乌亮、有光泽、具有弹性、发干软硬粗细适中、发梢不分叉、头发分布疏密匀称。

中医认为"发乃血之余""肝主藏血"，头发的润泽枯槁与气血的盛衰、肝脏的疏泄功能密切相关。故若想保有一头秀发，首要条件是要使气血充沛，肝脏疏泄功能正常。

足底按摩可调节气血、疏肝理气，从而达到美发的目的。

足底按摩

▶▶▶

重点按摩生殖腺、垂体、甲状旁腺、甲状腺、淋巴腺、肾上腺等反射区。调整内分泌，使气血充足，皮脂、汗液分泌正常（图5-5）。

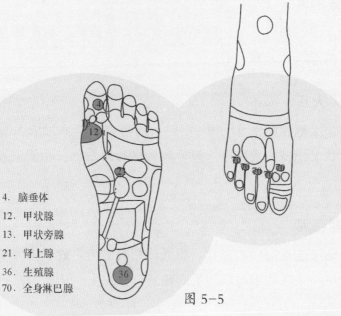

4. 脑垂体
12. 甲状腺
13. 甲状旁腺
21. 肾上腺
36. 生殖腺
70. 全身淋巴腺

图 5-5

单方、验方和食疗

▶▶▶

1. 犀皮汤

小麦麸 75 克、半夏 30 克、沉香末 15 克、生姜 30 克。半夏用水洗 7

次，捣碎，生姜去皮细切，上药用水 1 000 毫升共煎，煮沸二三次后，滤去渣，取清汁，加入少量龙脑、麝香，搅匀，装瓶备用。洗发时用之可达生发润发之功效，主治头发干涩。

2. 光发术

大麻籽不拘多少，捣碎，蒸熟，取汁，以汁润发，令发柔润。

3. 鸡子白法

打碎鸡蛋两个，取蛋清涂发，稍后洗去，功能润发生辉，去屑除垢。

4. 雪水梳头法

榾子 3 个、胡桃 2 个、侧柏叶 30 克，共捣烂，泡在雪水里，蘸水梳头用。主治脱发，头癣。

5. 黑大豆、醋浆

将黑大豆泡在醋中 24～48 小时，加热共煮烂，过滤去渣，用小火浓缩到稠膏状。先将头发洗净，等干燥后将药涂发上。功能染发美发、发黑如漆。

6. 胡桃泥

新小胡桃连皮捣烂如泥状，用乳汁两盏混匀，放于银器中，文武火熬成膏，先洗净头发待干后，用毛刷蘸药膏涂发上。功能黑发，主治白发。

 其他美发方法

▶ ▶ ▶

1. 浴头

双手食指自然分开，用指腹或指端梳抹头部，梳抹时由额前发际向后顶部，共做 36 次，至头皮微热为止。通过疏导性按摩作用，使头皮营养得以改善，促使毛发生长，从而达到茂发的目的。作此功时，要求十指紧贴头皮，用力均匀，以头皮微热为度，并应勤修指甲，以免抓破头皮。如头部有伤口、头疮则应暂停。

2. 彭祖乌发白面方

①轻轻摩擦两耳，牵拉耳朵及头发，可以刺激头部和耳朵上许多穴位，故可使面部气血通畅。

②从上向下摩洗面部 14 次，进一步加速气血运行，使气血充盈于面，而达到乌须黑发、悦目容颜的功效。

 ## 六、没有痛苦的减肥疗法

随着人们生活水平的提高，肥胖患者日渐增多，给每个肥胖者潜伏下了多种有害于身体的危机。现代医学认为：肥胖是因为体内脂肪积蓄过多所致，体重超过标准体重 20％以上者可称为肥胖。

人体肥胖不是福，身体肥胖会给人带来多种多样的疾病，如糖尿病、高血压、冠心病等，而且也影响健美，给人带来不少烦恼。从现代医学的角度来看，肥胖是由于人体的内分泌功能紊乱，脂肪代谢失常所致，目前尚无特效的治疗药物，有些人求助于各种各样的减肥中心，费用不菲，而收效不大；有些人通过拼命锻炼来消耗掉多余的脂肪，短期内收效不错，可是一旦停止锻炼，身体反而比原来更发福了一圈。更有可怜者，希冀通过不吃饭来恢复苗条身姿，结果饿得头昏眼花，有的甚至机体紊乱，出现生命危险。实际上，减肥之路，就在你的脚下，通过按摩足底，既不用节食，又没有痛苦，舒舒服服，照样能减肥，而且疗效可靠，不易出现反复。

 足底按摩

首先对全脚进行 20 分钟的基本按摩，重点在肾脏、输尿管和膀胱，

以利毒素和代谢废物的排出。其次按摩双足的甲状腺、食管及位于左足底的脾脏反射带，按摩脾脏穴时，一定要用力，以达到抑制其功能的目的。再刺激脚第二趾，虽然此处属于足阳明胃经的位置，但对于促进和调整胃肠功能也有效果。还要进行全身的按摩以帮助消耗脂肪。配合灸治脾穴、肾俞、中脘、志室、足三里、三阴交等穴，治疗的时间要长期坚持，至少要进行3个星期以上（图5-6）。

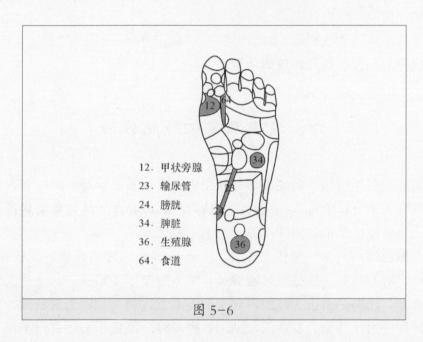

12. 甲状旁腺
23. 输尿管
24. 膀胱
34. 脾脏
36. 生殖腺
64. 食道

图 5-6

 单方、验方和食疗

1. 山楂水

生山楂 10～15 克，1 天量，开水泡，当茶饮，可减肥。

2. 丹参水

丹参 15～20 克，1 天量，开水泡，当茶饮，久用减肥，预防血脂高。

3. 荷叶水

荷叶 1 张（大者半张），煎水当茶饮。

4. 茅根水

茅根 20 克，1 日量，开水泡，当茶饮。

5. 苡仁粥

苡仁 30～60 克、粳米 100 克，煮粥，早晚食用。

6. 茯苓粥

茯苓粉 15～30 克、粳米 100 克，煮粥，可当餐点早晚服用。

7. 玉米粉粥

先将玉米粉用适量冷水溶和，待粳米煮粥沸后，调入玉米粉，共煮为粥。

8. 荷叶粥

先用鲜荷叶 1 张洗净煎汤，再用荷叶汤同粳米 100 克煮粥，每天 1 次，可长期食用，直至减肥效果满意。

在上述食疗减肥方中，多用粳米，在减肥、降脂、降压方面疗效更为满意。

 七、怎样延缓皮肤的衰老

皮肤的衰老和人体其他部分衰老一样是不可抗拒的生理现象。皮肤是最容易衰老的器官之一，一般 20 岁以后，皮肤就开始出现衰老征象，皱纹的出现是皮肤衰老的重要特征。皱纹多见于面部等暴露部位：前额、眼角、口角等处。习惯性的皱眉、眯眼、吸烟、吹口哨等动作使其增多、加

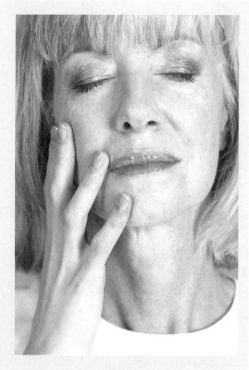

深，随年龄的增大，皱纹逐年变深、变宽。男性 55 岁，女性 45 岁以后，上述现象已相当明显。

皮肤老化的原因很复杂，年龄是一个很重要的因素，除年龄因素外，遗传和环境因素也很重要。日光照射是使皮肤衰老的一个重要原因，取一块经常受日晒的皮肤用显微镜检查，可以看到真皮里的胶原纤维变硬，弹力纤维变性、萎缩。相反，在经常不受阳光照射的部位就没有上述变化。

随着年龄的增长，表皮的角质层逐渐变厚，颗粒层和棘层变薄，基底层的色素增加，使皮肤出现发硬、发暗、发黑的改变。真皮层的弹力纤维，胶原纤维的生成下降、断裂、变性，使皮肤的弹性下降，产生皱纹。真皮层的血管壁逐渐变厚，毛细血管数量和血管数量下降，使皮肤代谢功能下降，由于上述血管变化，即使血色素和红细胞数量仍维持正常，面部红润也要逐渐消退。

同时，由于汗腺、皮脂腺的萎缩，汗液及皮脂的分泌减少，使皮肤变得干燥无光泽；皮下脂肪层变薄，使皮肤变得松弛，弹性下降，皱纹增加、加深，皮肤出现皱、粗、黑、干、硬、松等外观，逐渐失去青春的光泽和风采，表现出老态。

延缓皮肤的衰老，首先要注意防治各种内科病及皮肤病，注意锻炼身体，而足底按摩能加强皮肤的新陈代谢，而且能促进汗腺、皮脂腺的分泌，故对延缓皮肤的衰老，增强皮肤的弹性和润泽，具有切实而肯定的疗效。

 足底按摩

可重点按摩肾脏、直肠、胃、十二指肠、甲状腺等，必须长期坚持，每日治疗 1 次。最好在用热水泡过脚之后马上进行（图 5—7）。

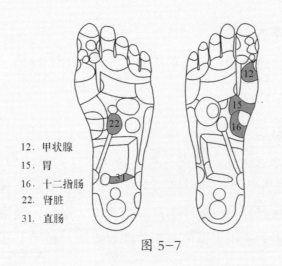

12．甲状腺
15．胃
16．十二指肠
22．肾脏
31．直肠

图 5—7

 单方、验方和食疗 ▶▶▶

1．姜汁

鲜姜 250 克，将姜捣烂，用布包拧取全汁盛杯内，再用 10％盐水 1 000毫升洗净患处，擦干，然后用棉签蘸姜汁反复涂搽到姜汁用完为止，每周 1 次。

2．黄瓜汁

将黄瓜切成块，榨出汁液，用棉花蘸汁涂抹皱纹多的地方，最好 1 天 1 次，可以使皮肤光洁柔嫩，收敛及消除皱纹。

3．丝瓜水

用纱布蘸丝瓜水擦脸，或将丝瓜切成薄片后擦脸，也会有效果。

4．扶栗散

栗子上的薄皮研成末，和蜜，涂面，可绷紧皮肤，并使皮肤细腻，皱纹舒展。

5. 洗面光疗方

冬桑叶适量，煎浓汁，冬天晨起掺入水内一杯，洗脸。可使面部光滑如镜，面亦不冻。

6. 冬瓜洗面药

冬瓜洗净，竹刀去皮，瓜肉、瓤子均用，瓜肉切成薄片，用酒1 000毫升、水1 000毫升共煮，竹筛过滤去渣后，用纱布过滤熬成膏，放入蜂蜜500克，继续熬成膏，再用纱布过滤到瓶内，密封，备用。用时取栗子大，用唾液调涂面上，用手擦面，主治颜面不洁，苍黑无色。

7. 容颜不老方

生姜500克、大枣250克、白盐60克、甘草90克、丁香15克、沉香15克、小茴香120克。上药共捣细末，制成粗粉，调匀，每日早晨煎服或开水泡服9～15克，可预防面容早衰。

 日常生活应注意的问题
▶▶▶

（1）营养是健康皮肤的基础，在保证有足够的蛋白质、脂肪、碳水化合物的同时，应注意维生素的摄入，维生素A、B族维生素、维生素C、维生素E，对皮肤的代谢、分泌和营养很有作用。其中维生素A可以润泽皮肤，保持皮肤不过度角化；B族维生素可以展平皱褶，减少色素沉着，消除斑点；维生素C、维生素E，保持皮肤血管柔软、有弹性，还可以减少阳光对皮肤的损害。矿物质对皮肤的影响也不容忽视，钙能增强皮肤的耐受力；锌有避免皮肤起鳞片状改变的功效。

（2）心情愉快有助于延缓皮肤衰老。心情忧郁悲伤，催人衰老；紧锁眉头，加深眉间皱纹；情绪不好影响睡眠，失眠使人情绪更坏。所以，有一个愉快的心境对皮肤真的很有益的。

（3）保护皮肤不受外界环境因素的影响。避免过多的日光照射，尤其上午 10 点至下午 3 点阳光中的紫外线更强，如户外活动，则要涂用防晒霜、润肤剂，戴太阳镜、大沿帽、撑阳伞等加以防护。

（4）经常保持皮肤适度的水分含量，水分是保证皮肤柔软而有弹性的重要因素。不要用强碱性的肥皂或洗涤剂，它可以破坏角质层里的天然保湿因子，并洗掉皮质膜中的油分，增加皮肤水分的散失的概率，降低皮肤保持水分的功能。为了使皮肤显得水灵灵的，每天还应摄入适量的水，使用一些保湿性能好的化妆品。

（5）平时注重皮肤的卫生保健，注重美容的每一个环节，改正不良的面部习惯动作，平时注意保持充足的睡眠，多做些有利身心的活动，戒烟、节酒，都有助于延缓皮肤的衰老。

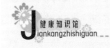
健康知识馆
Jiankangzhishiguan

按摩脚心能够美容

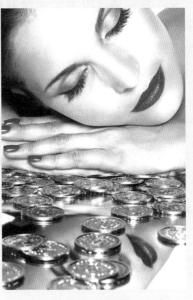

"人之有脚，犹似树之有根，树枯根先竭，人老脚先衰。"因而早在几千年前，中医就很重视对双足的锻炼和保养，并运用足部泡脚按摩（足疗）来防病治病。

按摩脚心能够美容的原因在于：脚心集中了与身体所有器官相关的经络穴位，适当地刺激脚底，就能够刺激肾上腺，促使肾上腺分泌更多的激素，从而激发皮肤细胞的活力，加速其新陈代谢，减少色素沉着，从而使得肌肤白皙柔嫩且富有弹性。由此看来，爱美的女性更应该加入浴足行列，这不仅能让饱受高跟鞋挤压之苦的双足得到全面呵护，还能让容颜越来越靓，何乐而不为？

足部按摩祛百病

第六章　足部按摩健身法

一、振奋精神的足底按摩法

俗话说的"春困，秋乏，夏打盹，睡不醒的冬三月"是指由于季节和气候的变化对人体的影响。

一般感觉与季节无关的倦怠，通常都与超负荷工作有关，例如高强度的体力劳动后；商务谈判或重大考试后解除重大心理重负所致的疲倦，即所谓的"身心交悴"。

这时摆脱疲劳最好的办法当然是美美地睡上一觉。但是，假如你的工作还没有完成，还需继续工作怎么办？你可以选择的办法之一就是用热水洗脚后，进行10分钟的足底按摩，将使你精神振作，精力旺盛。

 足底按摩法　　　　　　　　　　　　　　　　　　　▶▶▶

可重点按摩肾脏、输尿管、膀胱、垂体，甲状腺、甲状旁腺、颈项、三叉神经、脊椎、肾上腺、生殖腺、脾脏、心脏、肝脏、胃肠等穴（图6-1）。

 其他疗法　　　　　　　　　　　　　　　　　　　　▶▶▶

1. 搓手掌

坐位，以两手掌相对用力搓动，由慢而快，搓热为止，可温通气血，

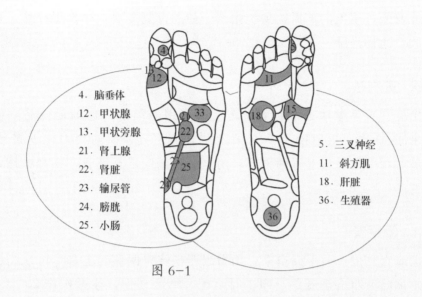

4. 脑垂体
12. 甲状腺
13. 甲状旁腺
21. 肾上腺
22. 肾脏
23. 输尿管
24. 膀胱
25. 小肠

5. 三叉神经
11. 斜方肌
18. 肝脏
36. 生殖器

图 6-1

促进周身血液循环。

2. 擦手背

坐位，一手掌紧贴另一手背，用力擦动，擦热为止，然后换手操作。

3. 推头面

两手掌心按住前额，稍用力向上推动，过头顶向下至颈后，沿颈侧翻过，继沿两侧面颊向上推至额，共推 10 次。

再以拇、食二指边捏边按摩耳廓，并轻拉耳垂，以发热为度，功能行气活血，清利脑府。

4. 摇颈项

身体正直，头颈向左后上方尽力摇转，眼看左后上方，每做 1 次后即向对侧方向摇动，眼看右后上方，各摇 10 次。摇颈时要缓慢，可疏通气血，滑利椎骨。

5. 揉肩臂

坐位，先以右手掌指面按在左肩上，拇指及其余 4 指相对，沿着肩臂的内外两侧，用力向下抓揉到腕指部，如此重复 5 次，再换手操作，可疏利上肢，通畅经脉。

6. 宽胸法

坐位，右手虚掌置于右乳上方，适当用力拍击并逐渐横向另一侧运动，来回 10 次。再以两手掌交叉紧贴乳房下方，横向用力往返擦动 20 次。最后两手掌虎口卡置两腋下，由上沿腰侧向下至髂骨，来回推擦，以热为度。

7. 叩腰背

坐或直立位，两手握空拳，用拳眼叩击腰脊两侧，上自尽可能高的部位开始，向下叩击至骶部，叩击时可配合弯腰动作，往返操作 20 次。可激发肾气、促进脏腑功能。

8. 搓腿股

坐位，双掌先扶持右大腿内、外侧，尽量从上向下搓动至小腿，5 次后换另侧进行操作。可温通气血，舒解疲乏。

9. 浴鹤顶

坐位，两手掌心紧按膝盖骨，先向内同时旋转按揉 20 次，然后再向外同法操作。可强健腿膝，舒筋活络。

10. 摇足踝

坐位，先以一侧足尖点地或微悬下肢，足踝做左、右或旋转摇动 20 次，然后换腿进行。可滑利关节，以助足力。

 ## 二、增强对紧张状态的适应能力

长期慢性的紧张状态和突然发生的紧张状态，都会给神经系统和整个机体造成损害。但对紧张状态不能用消极逃避的方法去对待，而应当使身体增强对紧张状态的适应力。凡适应能力低下者都应设法治疗。足穴按摩能够增强适应能力。

足穴按摩治疗要点：肾上腺有主管身体适应能力的功能，当身体处于紧张状态时，肾上腺就增加激素的分泌，使身体处于应激状态。但长时间处于紧张状态，肾上腺会疲惫下来，而使健康受到损害。因此，应以肾上腺反射区为治疗重点，同时对肾脏反射区也应给予刺激。中医学对肾非常重视，认为肾是生命之源泉。实际上，对肾上腺、肾脏、输尿管、膀胱反射区的刺激确实可调节神经体液调节机制。胃和十二指肠对紧张状态也有过敏反应，应给予其相应反射区相当的刺激。对肩部和颈部发板的人应刺激颈项、肩部和上肢带反射区。此类患者常有失眠、头痛症状，还应对腹腔神经丛反射区予以刺激（图6-2）。

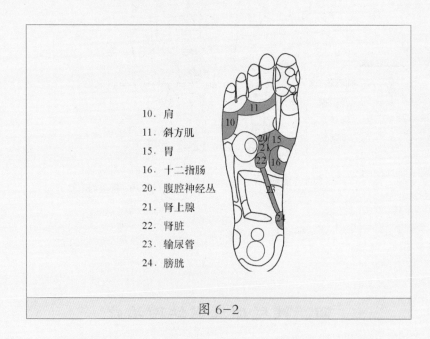

10. 肩
11. 斜方肌
15. 胃
16. 十二指肠
20. 腹腔神经丛
21. 肾上腺
22. 肾脏
23. 输尿管
24. 膀胱

图6-2

 三、足底按摩延缓衰老

所有的人都希望自己永远年轻，或尽量减慢衰老的进程。解决抗衰老问题是当代人们重要的追求，不少人求治于足穴按摩法。由于足穴按摩法能对人体主要功能进行调节，因此可以说足穴按摩对抗衰老是有意义的。

足穴按摩的治疗要点：首先要充分按摩刺激生殖腺、肾脏、肾上腺、脑垂体、腹腔神经丛等反射区。其次应检查脚的全部反射区，如果哪里有压痛和变硬的地方，都可按关联反射区予以按摩刺激。刺激肝脏反射区也很重要，中医理论认为，在维持人体的生命功能方面，肝和肾起着同样重要的作用。如果肝脏功能衰弱，就会失去耐性，情绪波动。要仔细检查肝脏的反射区，如有阳性体征也应给予治疗。平时要多旋转脚趾，因为很多经络通过脚趾，旋转脚趾等于刺激了这些经络，有助于抗衰老（图6-3）。

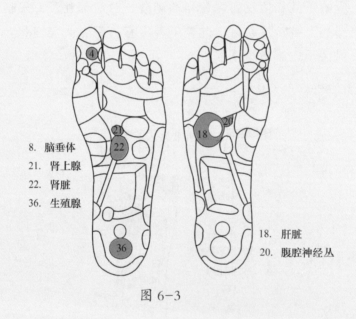

8. 脑垂体
21. 肾上腺
22. 肾脏
36. 生殖腺

18. 肝脏
20. 腹腔神经丛

图 6-3

四、健忘症应该如何治疗

人过中年以后，经常出现健忘现象，戴着眼镜找眼镜，电话拨了一半号码忘了后一半，甚至出现其他更可笑的事情。随着年龄的增大，身体的各种功能都相应地减退，主管思维的大脑皮质的作用也逐渐减退，出现记忆力下降的情况。加速脑老化的原因之一是脑动脉硬化，脑细胞是人体中需要氧量最多的细胞，脑动脉硬化后血液循环不良，氧的供给量减少，脑细胞不能正常地工作，甚至还会有死亡的危险。

　　足穴按摩治疗要点：重要的反射区是包括大脑在内的头部、颈项、颈椎反射区。刺激这些反射区，能改善脑血管供血、加强脑血液循环的状态。对垂体、肾上腺、甲状腺、副甲状腺、睾丸或卵巢等内分泌腺反射区的刺激，能使这些内分泌腺的功能得到改善，使神经体液系统的调节功能有所加强，也是改善脑动脉硬化的积极措施。

　　按摩刺激腹腔神经丛能改善睡眠状态，良好的睡眠对大脑神经细胞是很重要的（图6-4）。

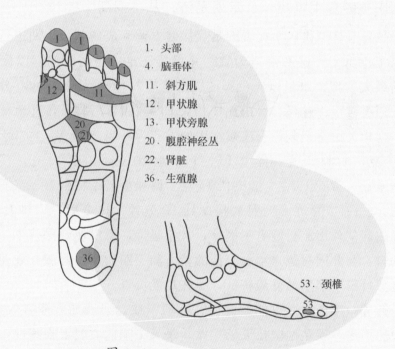

1. 头部
4. 脑垂体
11. 斜方肌
12. 甲状腺
13. 甲状旁腺
20. 腹腔神经丛
22. 肾脏
36. 生殖腺
53. 颈椎

图6-4

附　足疗——百岁寿星宋美龄的养生秘招之一

一般女性年过四十，皮肤开始变黑，嗓门变粗，腰围增加，肚子凸起。然而，宋美龄六十多岁时，仍然身材适中，体重始终保持 50 千克左右。她的肌肤依然白净，柔软润泽，青春焕发，光彩照人。尤其是她那纤纤十指，凝脂滑润。经多方查证，宋美龄的养生之道具有很深的科学内涵，这也是她青春长驻的秘诀，宋氏的养生经验可以归结为以下几个方面：

宋美龄养生秘招一：定期足浴，从不间断

她每日将"御医"配置的足疗保健方调和成汤剂，定期进行足浴，水温以 40～50℃，暖和舒适为宜，并保持充足的足浴时间，以保证药物效力的最大发挥。水量以淹没脚的踝部为宜，每次浸泡 20～30 分钟。泡的时候用手缓慢、连贯、轻松地按摩双脚，先脚背后脚心，直至发热为止。

据相关史料记载，宋氏最常用的方药为：当归 15 克，黄芪 20 克，红花 10 克，苏木 10 克，泽兰 10 克，生地 10 克，川椒 10 克，葛根 15 克，细辛 6 克，黄芩 15 克，酸枣仁 15 克。调和水温控制在 40～50℃，浸泡时间约 30 分钟。浴足后，足底按摩约 10 分钟。按摩后，用热毛巾热敷 30 分钟。即使外出旅行她也不例外，常年坚持，不仅使她保持了一双洁白如玉的脚，与此同时也送给她充沛的精力和美丽润泽的容颜。她在 60 岁时，还能保持三十多岁的外貌特征，实在难能可贵。

此外，宋氏之所以能始终保持冰肌玉肤，肌肤如大理石般光泽洁净，其中原因之一就是她坚持天天按摩。每天午睡前或晚上临睡前，两名护士轮流为她按摩。一般是从眼睛、脸部到胸部、腹部再到下肢、脚背、脚心。这样的全身按摩可以促进血液循环。

定期足浴，不仅可以消除疲乏，焕发容颜，足底按摩和药物足浴还可以提高机体免疫力，促进新陈代谢，对血液循环、拒腐防变都有积极的促进作用。

（1）提高免疫力。实验发现：按摩足浴穴位，可以刺激血液中的白细胞、淋巴球等免疫细胞的增加，从而提高人体免疫力。

（2）促进新陈代谢。氧分和营养成分对构成体内组织的细胞进行新陈代谢来说是必需的，进行穴位按摩和足浴，能够促进血液循环，为体内各组织提供更充分的氧分和营养成分，活跃新陈代谢。

（3）促进血液循环。如果内脏等体内组织出现问题，就会给其周围的血液循环带来不良影响。通过按摩足浴，各反射区的穴位能够调节人体机能，从而使不适症状消失，血液恢复正常循环，起到拒腐防变的作用。

特别推荐：工作之余，定期到足疗店做足疗，这样不仅可以消除工作疲劳，也为日常休闲提供了好去处。如果经济不允许，你可以在家做，不过你就不能享受足疗店优厚周到的服务了。每天坚持做足疗，会为你的健康提供很好的保健休闲方式。此外，特别提醒你，无论你选择什么按摩产品，都可以加入一点（5滴左右）精华油，例如柠檬油、柏树油、柚子油，这些精油能帮助你愉悦情绪，舒缓疲劳，提神醒脑，助你重获最佳状态。

宋美龄养生秘招二：少食多餐，食勿过饱，淡食杂食

宋美龄很注重饮食质量，少食多餐。虽然她比较喜欢吃一些较硬的食物，但总体上不会影响消化，每餐两荤、两素，每天必须进5次餐，每一次进餐也只吃五分饱，即使再喜欢吃的食物，也绝不贪食。她几乎每天都会用磅秤称体重，只要发觉体重稍微重了些，会立刻改吃青菜沙拉，不吃任何荤的食物。她十分注重饮食平衡，粗细搭配，荤素结合，多吃绿色蔬菜和水果，不暴饮暴食，不过饱过饥。进食太多，会引起肥胖而早衰。饮食搭配合理，能量平衡，可延缓衰老。

她的日常饮食都是严格根据营养师和医生开出的"处方"进行的，她的饮食中蛋白质、脂肪、糖类，以及微量元素的比例始终保持在3：2：3：2。其中，还有充足的维生素、纤维素等。

另外，她日常摄取的 ω-3 不饱和脂肪酸也很充足。据现代医学研究表明：ω-3 不饱和脂肪酸是人体必需的脂肪酸，它一般存在于金枪鱼、鳕鱼、核桃等食物中。它是保证人们健康长寿的重要物质，当人体内有足够的

ω-3不饱和脂肪酸时，可以有效防止记忆力低下、免疫性疾病等。它还能清除血液中产生的"垃圾"，改善血管弹性，预防心血管疾病。另外，ω-3不饱和脂肪酸还能影响人的精神状态和情绪，它能有效缓解和控制情绪，减少抑郁。

特别推荐：饮食节律，食物有度，不吃膏粱厚味，保持摄入平衡，多吃水果蔬菜，多吃素食，少食荤菜，注意日常饮食卫生，多吃新鲜食物，少吃或不吃剩菜剩饭。建议食谱：每日食量，蔬菜 400～500 克、水果 100～200 克、鱼虾类 100 克、肉 50～100 克、蛋类 25～50 克、豆类及豆制品 50 克、谷类每天不可少于 100 克。另外，定期定量摄入 ω-3 不饱和脂肪酸，对延缓衰老，提高人体免疫力都有良好的作用。

宋美龄养生秘招三：每天坚持清肠，排毒养颜，养生祛疾

宋美龄没有便秘的毛病，但每天临睡之前都要清除肠道垃圾。为了保持肠道干净清洁，她还定期进行灌肠。几十年如一日，保持肠道畅通和干净，目的是要将毒素清洗出来，达到排毒养颜、养生祛疾的作用。这在一般人认为是件既麻烦又痛苦的事，可是她却把这当作一种愉快的事来做。

每天痛痛快快地清一次肠，再痛痛快快地洗一次澡，这样，就完成了一件了不起的新陈代谢的大工程，小小的麻烦能换来痛痛快快地睡一觉，何乐而不为呢？

第七章　拥有完美的双脚

 ## 一、为什么保护脚很重要

　　脚是人体重要的一部分，处在人体的最低处，由26块骨头、33个关节、20块肌肉及许多韧带组成，十分协调地承受着身体的全部重量。我们站立、行走、奔跑，都是它们在起主要作用。传统医学认为：足三阳经、足三阴经均从脚部通过，是气血交汇之处。

　　脚对人体的保健作用早已引起人们的重视和研究，因为脚病不仅涉及脚的健康，而且关系到整个人体的健康。"人老先老脚"，步态稳健，行走如飞，往往是健康长寿的标志。

　　因此，保护脚很重要，我们保养脚不受伤害，不患皮肤病，对人体健康很重要。

 ## 二、保持脚部的良好外形

　　下面这些建议会使你的双脚保持良好的形状而且不会疼痛：

1. 购买合脚的鞋子

　　在一天的工作结束时，大多数妇女的双脚都有点肿胀，就是说，在早晨穿起来合适的鞋子，到了晚上就感到不舒服。所以最聪明的办法是在傍晚时分去买鞋子。而且要两只脚都试穿一下鞋子，因为你的双脚也许不是一样大小。不要购买会伤害双脚的鞋子，试穿鞋子时不要心存侥幸，以为穿穿就会把它撑大，也许在把它撑大之前已使你的双脚受到了伤害。避免穿用合成材料制成的鞋子，它不能使你的双脚通风，因而会引起脚癣等真菌感染。合适的鞋子应该是在你站立时，鞋头离开大脚趾仍有一指的空隙，使各个脚趾有充分的活动余地，也可防止能导致拇囊炎的压力。

旅游鞋是穿着舒适的上佳步行鞋。

2．尽可能不要穿高跟鞋

高鞋跟会对脚趾头的跖球施以很大的压力，这种压力会引起膙子的生成，削弱足弓并产生糙状趾。

3．保持双脚清洁和干燥

如果你的脚多汗，可以使用玉米粉来作为干燥剂，而且要经常修剪趾甲，对于糖尿病患者或者末梢循环不佳的妇女尤为重要。

4．有规律地按摩双脚

一天站立和步行以后，双脚肌肉会非常疲劳，轻轻地按摩双脚会使肌肉放松并消除韧带的紧张。

5．避免双脚过于干燥

如果你的双脚容易干燥，应该涂一点凡士林，使双脚的皮肤得到润滑，但是不要在各个脚趾之间涂凡士林。

 ## 三、如何护理足部的皮肤

人每走一步都离不开双脚，因此你应该精心保护好自己的双脚。此外，能够向别人展示自己优美的双脚也是一件乐事。

试用以下方法来保养你的纤纤秀足。

（1）每天洗脚之后涂抹润肤膏，并进行脚部按摩，这样做可保持其皮肤平滑柔软。最好每周彻底修脚一次。

（2）每天换洗袜子并经常换鞋。当鞋挤脚时要找鞋匠把鞋放宽，否则就会使脚出现胼子、鸡眼或无法消除的压迫点。

（3）汗脚应使用脚养护喷剂、专用鞋垫和使用爽脚粉。

（4）用冷热水交替洗脚有助于消除疲劳和治愈冷脚，其方法是：准备半桶 38～52℃的热水和半桶 15～20℃的凉水。先将双脚放入热水中，停留 3～5 分钟，并在水中不断活动和伸展脚趾；然后将双脚放入冷水中 20 秒。如此反复 3 次。每次以冷热水交替洗脚时，都应以冷水结束。

（5）要注意鞋的用料，以求对足弓有支持作用。不要全天穿靴子。不要选择又厚又硬的鞋底，这种鞋底妨碍脚在走路时从脚跟向脚尖的依次滚动着地，从而导致骨盆和脊椎的负荷失当。

（6）要尽可能地多在不平的路上赤足行走，并在家中地板上赤足踱步。

（7）要常穿有益于健康的轻便鞋，轻便鞋可以对脚起到按摩的作用，并且可以使脚在行走时以向前滚动的方式正确着地。我们所说的这类便鞋，其构造应能使脚趾在每次迈步时都有一个抓地的动作。这样可使疲劳的脚部和腿部肌肉得以充分活动。穿便鞋时请不要穿长统袜。

 ## 四、如何拥有一双纤纤秀足

1. 瘦脚疗法

萝卜脚是由于食用淀粉食物过多所造成的，但是，淀粉对健康而言是不可缺少的。吸收淀粉后，只要晒太阳，淀粉就会在体内消耗掉。因此，早餐和午餐吃淀粉食物没有什么妨碍。但是如果晚上食用的话，就会令人发胖。因此，晚餐尽可能地少吃淀粉食物，而改吃嫩海带芽加醋或蔬菜沙拉。

2. 美脚疗法

脚部的体毛是最难看的东西，有碍观瞻。若想去除体毛的话，需首先将要脱毛的部位擦上乳液，然后把蜡涂在上面。这时，使用竹片从体毛的逆方向划一个长7～8厘米，宽5～6厘米的椭圆形，以迅速的动作涂抹，等到凝固一半的时候，就开始剥离，做脱毛工作。脱毛后，需涂上具有杀菌作用的乳脂作为消毒之用。

3.细脚疗法

有一种体操能使腿部变细。面向壁站立，两手扶在墙壁上，膝盖伸直，脚跟往上提数秒钟，然后慢慢地放下脚跟。至于如何使脚脖子变细的体操，其做法是，弯曲膝盖，两手扶墙壁，把脚趾和脚跟交互地往上跷。做的时候，根据强度，来设定做的次数，且需持之以恒地去做。

4.健脚疗法

穿高跟鞋走路的步法，常会令人感到不安。当我们穿高跟鞋走路时，千万不要像穿平底鞋一样发出"叭哒""叭哒"的声音。走路的时候，应该伸长下腹部如同抬高臀部似的，使用腰部以下的部分走路，上身自然地就会伸直，而形成良好的姿态。走路时，把脚趾尖稍微向外，由脚趾先着地走路，这种走法只要多加练习，就会变得自然而美观。

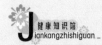

汗脚的保养 （1）脚出汗了，应把脚擦干，换上干袜子和干鞋具。

（2）有"汗脚"的人，每天至少换一次袜子，同时不要穿着袜子睡觉。

（3）"汗脚"不应穿丙烯酸类的化纤袜子，而应穿纯棉的，这样可以吸走汗水。

（4）所穿的鞋袜不要太紧，以免妨碍足部的血液流通。

（5）如果有条件，还可以在足部抹上一些防汗油。

（6）在烫脚水中加入白矾10～15克，待白矾溶化水中后，在水温适宜的情况下烫脚15～20分钟，每晚坚持1次，连续烫脚5～6天为一疗程，一般可治好汗脚症。

（7）不要穿皮制的高筒靴。

（8）在鞋子里垫双能够吸汗的鞋垫，例如：加热鞋垫、竹炭鞋垫等。

5．香脚疗法

脱鞋的时候，如果有脚臭是一件令人难过的事情。平常需注意脚的清洁。淋浴时，脚趾最好要洗得很干净，沐浴后在脚趾搽一点爽身粉也可见效。鞋子尽量选择具有通风性质的，有时需放阳光下除掉湿气，饮食尽量选择较清淡的食物，减少酸性食物和盐分。袜子需选择具有良好吸汗性的纯棉制品，并且每天换洗。

 ## 五、足部疾病保养法

1．胼胝

胼胝是指人体任何受到压力或摩擦部位（通常在脚部）的皮肤变厚，俗称膙子，当脚的足弓向下塌陷的时候，会在脚掌部位形成胼胝，产生槌状趾和拇囊炎。通常，这种脚病可以通过穿着合适的鞋子来预防。对妇女来说，如果走路不适当并把腹部压力加在双脚上，那么穿矫正鞋是避免胼胝形成的唯一方法。

应用40％的水杨酸硬膏可以治疗胼胝，硬膏上面覆以毡垫，以免胼胝再受压力。

2．鸡眼

鸡眼是指各脚趾之间（通常在第四趾与第五趾之间）皮肤的软增厚，或在骨上凸出部分上的皮肤硬增厚。它们呈锥形，锥尖压入脚部组织，使鸡眼非常疼痛，而且有触痛。可以通过应用水杨酸硬膏，或者请一位可靠的足医以手术切除鸡眼。你千万不可自己剔除鸡眼，因为这会导致危险的感染。预防鸡眼的最佳方法是：通过穿合适的鞋子和减少对双脚任何凸出部分的压力（可以在脚上应用鸡眼垫或在鞋内放泡沫塑料的衬垫），以预防这种脚病的出现。

3．嵌甲

当趾甲附近的组织压迫着趾甲边缘（通常是大趾甲），而趾甲又修剪得不合适时，就会导致嵌甲，如果这个部位受到感染，使脚趾肿胀，疼痛产生。治疗的方法是把脓肿刺破，把脓引流出来，用中药浸泡这只脚，并服用抗生素 1 周。

治嵌甲洗方：野菊花 30 克、蒲公英 30 克、地丁 30 克、大青叶 15 克、金银花 15 克。以上各药同煎去渣洗脚。

如果修剪指甲合适，就可以预防嵌甲的发生。

4. 足跖疣

足跖疣生长在脚底上，其皮肤明显增厚。疣是由一种病毒引起的。

治疗的关键是除去这种足跖疣而尽可能不留下伤疤，因留在脚上的伤疤有时有可能比原来的跖疣更痛。水杨酸硬膏可用以治疗足跖疣，每天换药几次。数星期后，疣就会消失。也可以用刀修削，用冷水或热敷来消除。催眠术对某些人是成功的治疗方法，但其原因仍不完全清楚。遗憾的是，许多人总是不能把这种疣根治掉。对于那些患较多足跖疣的人来说，在进行更痛苦的治疗方法以前，不妨首先放松心情。

5. 脚癣

脚癣在英语称为"运动员脚"，但不一定是运动员的常见病，老年妇女在夏季也有很多人患这种脚病。此病是当脚趾受热和潮湿时，脚趾间生长的霉菌所引起的一种感染。这种感染会引起发痒的鳞状损害，有时引起疼痛的裂隙。双脚会出现干裂，还可能出现出血裂口而有被感染的危险。

重要的是要使你的双脚保持干燥和清洁。如果双脚容易出汗，可以应用玉米粉，它是一种干燥剂。一旦证实已被霉菌感染，可用抗霉菌剂进行治疗，较常用的有：克霉唑软膏、达克宁霜等。

6. 拇囊炎及脚趾的其他疾病

如果你把脚放在尖头、高跟（超过 1 英寸）的鞋子里好几年，可能最终使你的脚趾都变了形（扁平足也可产生这些问题）。你的大脚趾可能持久地向内倾斜，挤压其他脚趾，甚至重叠到第二趾上。大脚趾内侧出现一个硬的骨结，并见疼痛、红肿、皮肤变厚变硬，这就是拇外翻拇囊炎。有些人拇外翻较严重但却无明显的不适；有些人拇外翻并不很严重，但在拇囊处却疼痛、肿胀、皮肤红热，甚至出现破溃，特别是在活动过多之后。

在你考虑用手术来治疗拇外翻拇囊炎以前，应该采取更稳妥的方法来对付这种脚病。这些方法包括：改穿能够支撑足弓的合适的鞋子；穿着适合你双脚形状的定制的鞋子，以防止对拇囊的任何压力；并通过锻炼改善肌肉的强度和血液循环。

7. 槌状趾

一个脚趾（通常是在第二趾）变得固定在一个弯曲的位置上，称为槌状趾。在这个脚趾的趾尖及弯曲部位，由于经常摩擦鞋子，就形成了胼胝。通常，妇女患槌状趾，是因为穿太短或太紧的鞋子或弹力袜，引起脚趾下弯又上翘所致。

治疗方法是穿特制的并有衬垫的鞋子，它可以减轻对槌状趾的压力，当脚的畸形引起疼痛或丧失活动能力时，应该进行外科手术。

8. 足跟骨刺

脚后跟下面的疼痛，通常是由足跟部筋膜的炎症或者增生的跟骨突入组织内部而引起的。那些持续长时间站立或行走的人常有这种症状。把脚后跟提高一点儿，可以因减少对跟骨的压力而减轻症状，从而有效地缓解症状。用脚后跟踩擀面棍反复推碾不失为一个好的治疗方法，或用川芎30克研细末，装布袋内踩于足跟下亦可。

9. 摩尔顿神经痛

摩尔顿神经痛多见于中年妇女身上，在一条通向脚趾（通常是第三或第四趾）的神经上生长出来的小瘤，会引起疼痛而反射到脚趾上去。最初，只有当妇女身负重物才产生这种疼痛，但到后期，即使在休息时，这种疼痛也不缓解。

通常，在第三或第四趾上可以摸到这种坚硬的小肿块。某些妇女服用阿司匹林可以缓解疼痛，但大部分人都需去医院接受专科大夫的治疗。

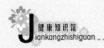

十招打造完美玉手和玉足

1. 强化甲质

修剪指甲前，可用含维生素 A、维生素 E 和维生素 F 的润甲油，按摩甲面和甲缘皮肤。指甲油含有化学物质，经常涂甲油会令指甲变黄。除了利用底油防护甲油侵蚀指甲，可考虑抛光护理，去除甲面的黄渍。涂甲油也不应太频密，每 6 天便要留出 1 天时间让指甲休息一下。指甲上出现坑纹是由于甲床受到损伤，或是锉刀对甲面过度用力刺戳和挤搓，属于酵母感染，或缺乏锌，定期用护甲油按摩，可使指甲渐渐变得平整光滑。在涂指甲油之前，不妨利用坑纹填充剂作为底油，使甲面平滑。

2. 甲形修饰

千万不要用指甲锉来回地锉指甲。为防止指甲裂开，只能顺着一个方向，呈 45°角锉指甲。不建议利用指甲钳剪指甲，因为它有可能令甲面产生细微的裂纹，最好选择刀口较阔、可一次剪去长甲的专业指甲钳。最好用指甲锉粗糙一面锉去指甲，以幼细一面修整形状，而修剪"倒刺"也千万

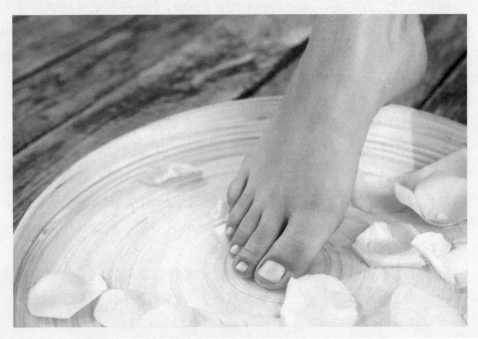

足部按摩祛百病

不可使用指甲钳，因为含有细菌，消毒后的死皮剪刀才适合。

3. 家居美甲

双手浸在温水5分钟，抹干后在甲缘滴一滴润甲油，进一步软化死皮。用去死皮棒将甲缘死皮推开，再剪去死皮，便可以涂上护甲底油。甲油先涂于中央，稍待为大力压下刷子，扩大范围。两侧留下1毫米的空间，避免甲油直接接触皮肤。甲油干透后在表层加一层面油，保护甲色，甲面更光泽。如甲油出界，可用棉花棒蘸少许洗甲水擦掉。含闪粉的甲油较难干透，滴快干甲油有帮助。

浅金色和淡玫瑰红色的甲油都是春季流行色，适合配衬浅色服饰。不同甲油颜色跟肤色互相映衬，金色甲油高贵夺目，无论白或黝黑肤色都适合，而粉红色和奶白色的甲油会令黄皮肤更暗黄，选择甲油时便要注意。

4. 润手防干燥

手部皮脂腺分布和油脂分泌较少，角质层容易变厚，手部干纹比面上的更快出现。临睡前把几滴甘菊香薰油混合润手霜进行按摩，然后戴上棉质手套入睡，含小麦芽的香薰油亦有强效保湿防皱作用。户外活动涂用防晒护手霜，避免紫外线令皮肤老化。

5. 护手DIY

双手每天做各种工作，遭受环境压力，在家中可自制护手膜保养。将一汤匙的燕麦粉，混合橄榄油、柠檬汁和甘油各一茶匙，加上少量开水混合成糊状，涂抹在手上。

6. 放松筋骨

保养双手时，可以进行几分钟的简单按摩。做法是轻轻转动手指的各个关节，同时轻柔地拉动每一根手指，使关节得到放松。但千万不要做令手指关节啪啪作响的动作。然后把手翻转，顺着手腕关节的方向轻轻按摩手掌心。最后按摩虎口，有放松筋骨的作用。坐在键盘前不停地重复同样的动作，手腕和手肘酸软，可在键盘下加护手垫卸力，打字的时间也不要过长，中间要有适当的休息。

7. 收紧水肿

脚忙碌了一整天，晚上双脚水分都集中在小腿，变成水肿，此时可以躺在床上，双脚斜倚在墙上，与身体形成45°角，放松30分钟后按摩双脚，注意不可过度用力按摩小腿，医生认为按得太多会令肌肤松弛，因为细胞有更多空间吸收水分。可改用紧致霜按摩，效果更理想。另一个较方便的做法可在水中放些石块，双脚浸下转动石块，一样有增加血液循环的作用。乘坐飞机时，双脚最容易肿胀，因此一定要提前做好准备，穿上宽松舒适的鞋子。安顿下来，就马上将鞋子脱掉，只留一双袜子。过一段时间就在通道来回走动，帮助双脚血液循环。

8. 去除角质

如果鞋子尺码不合适，久而久之脚跟便产生硬皮和茧，想厚厚的角质消失，只需将双脚在热水浸泡15分钟，然后用浮石轻轻地在死皮上打圈，一星期做2次，逐渐清除死皮。要注意泡浸时间越长，足部皮肤越软，这时要避免太用力摩擦以免擦损皮肤。

9. 脚汗再见

双脚的皮肤总共分布120 000条汗腺，如果你的双脚特别多汗的话，就不必涂太厚的润肤霜。夏天在鞋里撒上一些特制的吸汗爽足粉，不仅使鞋子保持干爽，穿上和脱下都较容易。当然最直接就是避免穿胶质鞋子，让双脚可透透气。冬季里，尽量不要穿尼龙袜子，棉袜较不易形成气味，或可在鞋子里垫上棉质的鞋垫。

10. 优美的站姿

双脚如何站立对于保持仪态非常重要。不良的站姿会引发各种问题，如背痛、消化不良，甚至头痛。改善站姿，先站在一面大镜前，两脚微微分开。检查一下姿势是否正确，你很有可能在站立的时候将全身重量压在一条腿上，并把关节扭向一边。正确的站法是挺直背，让两条腿平均地分担全身重量，同时使关节和双肩保持水平状态。优美的仪态不仅可以减轻压力，而且可以收紧腹部肌肉。

附录 足太阴脾经穴解 （部分穴位）

隐白

〔位置〕在足拇趾末节内侧，距趾甲角0. 1寸（指寸）。

〔主治〕崩漏，心胸痛，月经过多，惊风，腹胀，癔病，精神性疾病，昏厥，多梦。

大都

〔位置〕在足内侧缘，当足拇趾本节（第1跖趾关节）前下方赤白肉际凹陷处。

〔主治〕腹痛，腹胀，便秘，泄泻，惊风，高热无汗，足痛。

太白

〔位置〕在足内侧缘，当足拇趾本节（第1跖指关节）后下方赤白肉际凹陷处。

〔主治〕腹痛，腹胀，便秘，泄泻，痢疾，心动过缓，心痛，胸胁痛，身痛。

公孙

〔位置〕在足内侧缘，当第1跖骨基底的前下方。

〔主治〕消化不良，腹胀，胃痛，呕吐，便秘，泄泻，痢疾，精神疾病，神经衰弱，疟疾，痔，脚气。

商丘

〔位置〕在足内踝前下方凹陷中，当舟骨结节与内踝尖连线的中点处。

〔主治〕肠鸣，消化不良，腹胀，便秘，泄泻，胃炎，肠炎，足跟痛。

三阴交

〔位置〕在小腿内侧，当足内踝尖上3寸，胫骨内侧缘后方。

〔主治〕崩漏，带下，月经不调，闭经，子宫脱垂，难产，产后血晕，恶露不行，遗精，阳痿，阴茎痛，小便不利，遗尿，水肿，荨麻疹，湿疹，神经性皮炎，脚气，膝脚痹痛，高血压病，失眠，脾胃虚弱，肠鸣腹胀，泄泻，偏瘫。

漏谷

〔位置〕在小腿内侧，当内踝尖与阴陵泉的连线上，距内踝尖6寸，胫骨内侧缘后方。

〔主治〕腹胀，肠鸣，膝脚冷痛，麻痹，脚气水肿，小便不利。

地机

〔位置〕在小腿内侧，当内踝尖与阴陵泉的连线上，阴陵泉下3寸。

〔主治〕食欲不振，腹痛，腹胀，泄泻，痢疾，痛经，月经不调，遗精，癥瘕，腰痛，水肿，小便不利。

阴陵泉

〔位置〕在小腿内侧，当胫骨内上髁后下方凹陷处。

〔主治〕腹痛，腹胀，暴泄，黄疸，小便不利，水肿，遗尿，遗精，月经不调。

血海

〔位置〕屈膝，在大腿内侧，髌底内侧端上2寸，当股四头肌内侧头的隆起处。

〔主治〕痛经，闭经，月经不调，崩漏，皮肤瘙痒症，荨麻疹，湿疹，丹毒，尿路感染，腹胀，脚气，大腿内侧痛。

图书在版编目（CIP）数据

足部按摩祛百病 / 柳书琴主编. —上海：上海科学技术文献出版社，2016

（中华传统医学养生丛书）

ISBN 978-7-5439-7137-0

Ⅰ.①足… Ⅱ.①柳… Ⅲ.①足—按摩疗法（中医）Ⅳ.①R244.1

中国版本图书馆 CIP 数据核字（2016）第 155956 号

责任编辑：张　树　王倍倍

足部按摩祛百病

ZUBUANMO QUBAIBING

柳书琴　主编

*

上海科学技术文献出版社出版发行

（上海市长乐路 746 号　邮政编码 200040）

全 国 新 华 书 店 经 销

四川省南方印务有限公司印刷

*

开本 700×1000　1/16　印张 20　字数 390 000

2016 年 9 月第 1 版　2016 年 9 月第 1 次印刷

ISBN 978-7-5439-7137-0

定价：78.00 元

http://www.sstlp.com